食物学 Ⅱ 〔第2版〕

—食品材料と加工，貯蔵・流通技術—

（公社）日本フードスペシャリスト協会 編

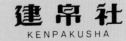

建帛社
KENPAKUSHA

まえがき

　本書は，フードスペシャリスト養成課程における食物学の教科書として編纂されたものである。フードスペシャリストは，食の本質を「おいしさ」「楽しさ」「おもてなし」に置き，食に関する幅広い知識と技術を身につけ，食品の開発製造，流通，販売，外食などを担う食品技術者としての活躍を目指した資格である。しかしながら，従来よりの食物学の教科書は，栄養士，管理栄養士養成課程における「栄養」に重点を置いたものや，農学関係の生産の視点からのものであり，フードスペシャリスト養成の理念には必ずしも合致しないものであった。

　平成26年に制定されたフードスペシャリスト養成課程コアカリキュラムにおいては，教育内容および教育目標として，フードスペシャリストは，食品や食物に対する広範かつ正確な理解と知識が要求されるが，食物学はその基礎となるものであるとしている。そのうえで，食物学では，食品を構成するさまざまな成分がいかなるもので，どのような機能を有するのかを理解すること。また，食品は食物として供されるまでに，流通や貯蔵，あるいはさまざまな加工や調理の過程を経ることから，それらの過程における技術的な問題や成分変化なども，重要な対象事項となるとしている。すなわち，「食物学に関する科目」では，これらの内容を系統的，網羅的に学ぶべきとし，コアカリキュラムの内容を以下のように規定している。

1. 「食品の分類と食品成分表」では，多種類の食品を体系的に把握することに加え，日本食品標準成分表を正確に理解し活用することを目指す。

2. 「食品成分の構造と機能の基礎」ならびに「食品成分の変化」で

は，水，炭水化物，たんぱく質，脂質，ビタミン，無機質，食品酵素，嗜好成分その他について，構造，性質と所在，機能，成分変化など，食品を理解するうえでの基礎を修得する。

3．「食品加工法の原理」ならびに「食品材料と加工食品」では，加工技術の原理を把握したうえで，食品材料の分類と種類，性状と形態，成分特性と機能，加工食品について学び，フードスペシャリストの基盤的な知識を修得する。

4．「食品貯蔵・流通技術」では，食品の高度な品質保持技術や個別食品の貯蔵・流通技術を修得し，フードスペシャリストの業務への応用を目指す。

5．「食品機能学」では，特定保健用食品や栄養機能食品など，急速に拡大する保健用途食品についての知識を深め，フードスペシャリストの業務への応用を目指す。

　本書はこれらを踏まえ編纂されており，『食物学Ⅰ』では上記1項の食品成分表に関する章ならびに，2項および5項について取り上げたものである。また，『食物学Ⅱ』においては上記1項の食品の体系的な把握ならびに3項および4項について取り上げている。

　これらの内容は非常に多岐にわたるものであり，編集上において各項の内容の範囲や難易度等の均衡をとることが至難ではあったが，多くの著者の方のご協力により，2017（平成29）年に本書の初版が完成した。そしてこのたび，2020（令和2）年に公表された日本食品標準成分表2020年版（八訂）の内容を反映し，その他記述の一部を見直す形で，第2版として発行したものである。至らぬ点があればご意見・ご指摘をいただけると幸甚である。

　また，本書の企画と出版に多大なご尽力を賜った株式会社建帛社の編集ご担当者の方々に深謝申し上げる。

　2022年7月

責任編集者識

目　次

1　食品加工の原理

6 肉類・卵類・乳類と加工食品

7 油脂類と加工食品

10 食品貯蔵・流通技術

1

食品加工の原理

★ 概要とねらい ～～～～～～～～～～～～～～～～～～～～～～～～～～～

　野菜や果実のような生鮮食品や刺身は加熱・調理せずに食べるが，多くの食品は加工してから食べる。

　食品の加工形態は多様である。収穫した農畜水産物を洗浄，選別した後，非可食部分を除去した後に，カット野菜のように単純な処理をして包装した食品や，冷凍魚介類，冷凍野菜のようにほとんど加工せずに冷凍するものもある。また，米，麦，そば，トウモロコシのような穀物は，粒のまま加熱調理して食されるとともに，粉砕して穀粉にした後にパン，めん，菓子などに加工される。農畜水産物はいろいろな加工食品に形を変えて市場に出されており，調理済み食品の冷凍食品やレトルト食品は温めるだけで食べることができ，消費者は豊かな食生活を楽しむことができる。

　このような豊かな食生活を支える食品製造業（加工業）の2019（令和元）年の出荷額は約29.8兆円である。なお，同時期の農産物の出荷額は約8.9兆円であり，われわれの生活において加工食品が重要な地位を占めていることがわかる。これらの加工食品の製造に係る技術は多種多様であり，本章ではこれらについて学ぶこととする。

1．食品加工の意義

　人類は，先史時代，収穫した植物や獲得した動物を，焼けた石の上に載せたり，葉に包んで火の中に入れたり，たき火の側に置くことにより，生（なま）とは異なった食品となっておいしくなったり，疾病を防いだり，長持ちさせたりすることを覚えていった。また，穀物，果実，野菜，乳などを保管しておくと，独特の風味の飲料ができることを学んだ。このようにして，ヒトは食品の加工技術や発酵技術を取得してきた。さらに，石器，土器，鉄器などの道具の進化に伴い，加工技術が進歩した。近年の機械，電子，情報などの産業技術の進展により，現在の多様な食品加工技術が開発されている。

　製品としては，小麦粉，米粉，そば粉，デンプンのような一次加工品から，それらを原材料としためん類，パン，菓子類，乾物などの二次加工品，さらに味噌，醤油，納豆，ヨーグルト，チーズ，漬物などの発酵食品，佃煮や惣菜類，調理済み食品の冷凍食品やレトルト食品まで多種多様である。

　食品をこれらの加工食品にすることには，以下のような利点がある。

・有害な微生物や寄生虫を殺滅することにより，食品が衛生的になり，食品の安全性を高める。

・食品中の有害成分，有害物質が不活性化，分解される。

・腐敗に関与する微生物，食害する害虫，品質劣化に関与する酵素などを失活させることにより，食品の貯蔵性を高める。

・嗜好性を高めて，食品をおいしく食べやすくする。

・栄養性や消化吸収性を高めて，食品の栄養的価値を高める。

・農畜水産物と比べて，形状，サイズ，品質が均一な商品となり，輸送，貯蔵などの流通への適性が高まると同時に商品としての信頼性が高まる。

・農畜水産物と異なり，安定した生産が可能となり，価格と供給が安定する。そのことにより，経営が安定する。

・工場で一括して大量製造するので，原材料調達の無駄がなく，また廃棄物も

一括処理できるので，農畜水産物の家庭での調理と比べて，経済的にも環境的にも有利である。

・簡便に調理できる食品の提供により，利便性が向上し，家庭での調理の手間を省くことができる。

　現在の加工技術には，加熱，乾燥，混合，乳化，抽出，蒸留，冷凍などの物理的な方法，溶解，ゲル化，加水分解などの化学的な方法，発酵，酵素利用などの生物的な方法がある。これらを組み合わせていろいろな加工食品が作り出されており，消費者に豊かで安全な食品を提供している。しかし加工食品を製造して市場に出すには，加工技術だけでなく，食品の包装技術，冷蔵・冷凍・ガス制御などの流通技術の進歩も大きく貢献している。加工食品は単一の加工操作で製造されることは少なく，複数の加工操作を組み合わせて製造される。本書では，それらについて解説するが，この章では，主要な加工技術について，物理的方法，化学的方法，生物的方法に分けて解説する。

2. 物理的作用による加工法

(1) 選　　別

　農畜水産物は，生鮮品として市場に出荷する場合も加工食品の原材料として使用する場合も，品質，サイズなどができるだけ均一であることが好ましい。原材料の均一性は，加工工程での取り扱いが簡単なだけでなく，最終製品の品質にも影響する。

　選別には，大きさや重さなどを基準とした**階級選別**と形状や外観，成分などを基準にした**等級選別**がある。選別作業の省力化や高能率化が求められ，階級選別機と等級選別機の開発が進められてきた。

1) 階級選別

　階級選別は重量や大きさや長さなどの形状による選別であり，選別結果に基づき，LL，L，M，Sなどと表示される。従来，重量，長さなどを直接計測して選別していたが，最近ではCCDカメラなどを用いた光学的な方法により選別す

ることが多くなっている。

2）等級選別

　等級選別は，色，形状，傷などの外観品質，および糖度，酸度などの内部品質に基づく選別であり，選別結果は，S，A，B，Cや秀，優，良などと表示される。可視光線や軟エックス線を利用した装置が普及しており，さらに画像処理を利用した等級選別用の機械が開発されている。

　糖含量は糖度計を用いて判定し，糖含量に基づく選別が行われていたが，現在では，近赤外分光分析により判定されている。柑橘類，モモ，メロンなどの果実では，近赤外計測装置を組み込んだ選果機が普及しており，小売店で糖度を表示して販売されている。

（2）洗浄，前処理，搬送

1）洗　　　浄

　食品の加工工場では，入荷した原材料は最初に洗浄し，有害微生物，昆虫，土砂，ゴミ，薬剤などの汚染物を除去する。加熱をしても，必ずしも菌数がゼロになるわけではないので，原材料は洗浄工程でできるだけ菌数を減らすことが重要である。加工食品や外食産業での異物混入を防ぐためにも，洗浄は重要である。

　洗浄の方法には，湿式洗浄法と乾式洗浄法がある。**湿式洗浄法**においては，水，洗剤溶液，殺菌剤溶液に浸漬する方法とそれらのシャワーやスプレーを吹きかける方法がある。**乾式洗浄法**には，ブラッシング，研磨，送風などがある。

2）前　処　理

　穀物では，脱穀，搗精（とうせい）（精白）などでの操作で，胚芽，ぬか，ふすまなどを除去してから，加工原料として使用される。その際，穀粒をそのまま加工する場合もあるが，多くの場合，粉砕してから加工原料として使用する。

　青果物は調製作業を行う。野菜では，不要な葉，根などを取り除く。この作業は，ほ場，農家の作業場，集出荷施設などで行い，最近では集出荷施設で調製作業の機械化，省力化が進められているが，いまだに手作業に頼っているも

のも多い。また，野菜や果実は，剥皮してから加工原料として使用することが多く，リンゴなどでは刃物，イモ類ではブラシや専用の剥皮機，タマネギでは圧搾空気，モモやミカン（内皮）では酸やアルカリを用いる。

3）搬　　送

食品加工場における搬送は，粉粒体などの固体の搬送と液体の搬送がある。粉粒体の搬送には，コンベアを用いる機械式搬送と風力を用いる空気搬送がある。空気搬送においては，真空，低圧，高圧を利用する。液体の搬送はパイプラインによる搬送が主なものである。

（3）粉　　砕

穀物，イモ，乾燥野菜などの原材料の粉末は，そのまま加工食品の原材料として使われるとともに，含まれる成分や組織の分離，乾燥，抽出，溶解などが容易である。粉砕操作には，水を用いない乾式のものと水を用いる湿式のものがある。乾式の操作を粉砕，湿式の操作を磨砕ともいう。小麦粉，抹茶などは乾式粉砕する。**乾式粉砕**では，発熱による品質劣化を防止するために冷却の必要のある場合があり，また粉塵爆発にも注意する必要がある。

湿式粉砕は，原材料に水を加えてから粉砕する操作であり，原材料を吸水させてやわらかくしてから行うので，かたい原材料の粉砕に適している。例えば，米は小麦に比べて非常にかたいため，湿式粉砕されることが多い。豆乳は水に浸漬した大豆を磨砕して製造する。トウモロコシ，ジャガイモなどからのデンプンの製造も湿式製粉で行われ，かたい原材料でも浸漬によってやわらかくなり，きめ細かく損傷デンプンの少ない粉体を製造できる。

1）粉　砕　機

粉砕は，石臼に原材料を入れて杵で叩く，石臼で挽くなどの操作で行われていたが，その後，原材料を回転する2本のロールの狭い隙間を通して高い圧力によって押しつぶして粉砕するロールミルを用いて行うようになった。最近では，機械技術が発達し，ボールミル，ロッドミル，ジェットミル，ハンマーミルなどの技術が開発され，一層細かな粉体を作ることが可能になっている。ボ

ールミルは，粒度の細かい粉体を得るための代表的な粉砕機であり，シリンダーの中で原材料を砂や金属のボールと一緒に回転させることにより，粉砕する機械である。ロッドミルは，ロッド（金属棒）で回転するドラムの中の原材料に衝撃を与えることにより粉砕する機械であり，原理はボールミルと似ているが，ボールミルよりも均一な粒度の粉体を得ることができる。ハンマーミルは，多数のハンマーを外周に取り付けた円筒を高速で回転させて，衝撃や摩擦により原材料を粉砕する機械である。ジェットミル（気流式粉砕機）は，ノズルから噴射される高圧の空気を粒子に衝突させ，粒子同士の衝撃によって数ミクロンのレベルの微粒子にまで粉砕する機械である。凍結粉砕は，原材料を凍結して衝撃を与えて粉砕する技術であり，温度上昇に伴う品質変化を抑制しながら粉体を製造する。

（4）混　　合

　混合には，固体と固体，固体と液体，液体と液体などの場合があり，多様である。食品加工においては何らかの形で，原材料が混合される。例えばパン製造においては，粉体の小麦粉，砂糖，食塩，粉乳にバターや水を添加して練ることにより混合してパン生地を作る。混合の操作は，小麦加工品，チョコレート，菓子，乳製品，ペースト，練り製品の製造などに広く用いられている。

　小麦粉と米粉，異なったデンプン，香辛料などの混合では，容器に原料を入れ回転混合する。異なった粉体を混合する場合，粒度をそろえると混合しやすくなる。

　飲料工業における配合タンク中の攪拌，発酵工場の諸味の攪拌，油脂の脱酸，脱色，脱臭時における攪拌，ジャム，マヨネーズ，あん製造時の攪拌には攪拌羽根のついた攪拌機が用いられる。

　液体と液体の混合はミキサーを用いる。固体と液体を混合する場合には，混合物を細片にし，細片を混合し，内包する気泡を除き，練り混ぜ機を用いる。水溶性の溶液と脂溶性の溶液は乳化機で乳化して混合する。

（5）乳　　化

　普通，水と油は混じり合わない。水溶性の液体と脂溶性の液体を混合する操作を乳化という。この場合，通常，水と油の仲立ちをする物質が必要であり，その物質を**乳化剤**という。乳化剤は，疎水基（親油基）と親水基の両者を一つの分子の中にもっている。乳化型には，マヨネーズのような水中油滴型（O/W型）と，バターやマーガリンのような油中水滴型（W/O型）の二つがある。

　乳化剤としては，大豆レシチン，グリセリン脂肪酸エステル，プロピレン脂肪酸エステル，ショ糖脂肪酸エステル，ステアロイル乳酸カルシウム，カゼイン，アルブミン，卵黄などがある。

　乳化には，高速回転する羽根などを利用する回転式乳化機（ホモジナイザー），液体に高圧力をかけて微小間隙から噴射させる圧力式乳化機，超音波を利用した乳化機，多孔質膜を利用する乳化機などがある。乳化した食品には，牛乳，バター，マーガリン，マヨネーズ，クリーム，アイスクリーム，トマトケチャップ，ピーナッツバターなどの多くの例がある。

（6）加　　熱

1）加熱の概要

　食品の加熱は，調理や食品加工における重要な操作であり，いろいろな目的で行う。加熱により，食品はおいしくなって食品は食べやすくなり，消化もしやすくなる。例えば，デンプンを水の存在下で加熱すると**糊化（α化）**が起こり，アミラーゼの作用を受けやすくなって消化性がよくなると同時においしさも増す。同様に，たんぱく質は熱変性して，プロテアーゼの作用を受けやすくなる。加熱すると化学反応が起こり，好ましい香り，色が生じる。そのような反応の主なものがアミノカルボニル反応であり，パンやクッキーの香りを生じる**ストレッカー分解**，着色を起こす**メイラード反応**がある。

　加熱すると，有害な微生物，寄生虫，昆虫を殺滅することができ，食品の安全性が飛躍的に向上する。また，加熱殺菌は，清酒や醤油の製造において，発酵を停止するためにも行われており，この操作を「火入れ」という。

加熱すると酵素たんぱく質が変性して，酵素は失活する。例えば，野菜や果物を冷凍加工する場合，ポリフェノールオキシダーゼ，リポキシゲナーゼなどの植物中の酵素が冷凍・解凍・貯蔵中に作用して品質劣化を引き起こすので，冷凍の前処理として，酵素の失活を目的として湯や蒸気を用いて加熱する。この操作を「ブランチング」という。茶葉を収穫して放置するとポリフェノールオキシダーゼなどの酵素が作用して，緑茶の色と香りが変化する。これを防ぐために，茶葉は蒸したり炒って酵素を失活させる。

　加熱により水を蒸発させジュース等の液体食品を濃縮し，また発酵酒を蒸留してアルコール分を集めてブランデーやウイスキー等の蒸留酒を製造する。

2）加熱の種類

　加熱の方法は，ゆでる，煮る（煮熟，煮沸など），蒸すなどの**湿式加熱**と焼く（焙煎，焙焼など），揚げるなどの**乾式加熱**がある。従来の加熱は火，電熱などを用いるものであり，ボイラーのような熱交換器なども利用している。遠赤外線や赤外線の輻射熱を利用する加熱もあり，戦後の新しい技術として，**電磁波加熱**がある。水などの極性分子（双極子）が電界の影響を受け，マイクロ波の周波数に応じて激しく回転・振動する。この振動に伴う摩擦による発熱を利用して加熱する方法である。マイクロ波の周波数は，国際規格では2.45 GHzに統一されている。マイクロ波加熱を利用した食品の加熱装置が電子レンジである。

（7）乾　　燥

　乾燥は食品から水を除去する操作であり，水分活性の低下による微生物の増殖，酵素反応，化学反応等の抑制とそれらによる保存性の向上，食品の重量や容量の軽減化による貯蔵や輸送のコストの低減化，乾燥果実やスルメにみられる生鮮時とは異なる食味の付与による付加価値向上といった効果がある。

　乾燥は，主に加熱により行われている。食品を高温加熱すると褐変，変色，異臭などが生じやすくなり，食品の品質変化を防ぎながら乾燥することが重要である。高温での加熱を避けるため，低温で水分を除去できる減圧条件下での加熱が行われる。また，効率的に水分除去を行うためには，食品の表面積を大

きくすることが有効で，液状食品の場合，泡沫あるいは被膜の形状にしての加熱，噴霧して熱風の送風などを行う。しかし，食品の表面積を大きくすると，空気（酸素）との接触面積が増えるので，食品が酸化されやすくなる。

1）天日乾燥

太陽熱や風を利用した自然乾燥であり，魚介類，海藻，キノコ（干しシイタケ），野菜（切干しダイコン，カンピョウ），果実（干しガキ，レーズン）など多くの食品に適用されている。天日乾燥は操作が簡便であるが，時間，場所，労力を必要とし，かつ品質が自然条件に左右されるという欠点があり，人工乾燥が行われる。

2）加熱乾燥（送風乾燥，熱風乾燥）

天日乾燥の代わりの最も単純な人工乾燥が，**加熱乾燥**であり，熱風あるいは温風を用いた**送風乾燥**である。食品を入れた容器を棚に並べて熱風を吹きかける**棚式乾燥機**や熱風のトンネルの中を台車やコンベアで食品を移送させる**トンネル式乾燥機**などがある。これらの乾燥においては，減圧で加熱する方が低温で水を蒸発させることができて品質変化が少ないので，真空状態で乾燥させる**真空乾燥**が行われることもある。

3）皮膜乾燥（ドラム乾燥）

液状またはペースト状の食品を加熱した回転ドラムの表面に薄く広げて表面積を大きくし，連続的に加熱して水分蒸発を行う方法が，**皮膜乾燥（ドラム乾燥）**である。乾燥した被膜はナイフ状のスクレパーで剥がし取る。乾燥マッシュポテト，粉末調味料，乾燥野菜などの製造に用いられる。

4）泡沫乾燥（フォームマットドライ）

卵白や野菜ペーストのような粘性が高くて泡沫化しやすい食品に乳化安定剤や不活性ガスを加えて泡沫化し，多孔質の乾燥板上に広げ裏から乾燥空気を送り乾燥する方法が，**泡沫乾燥（フォームマットドライ）**である。

5）噴霧乾燥（スプレードライ）

液状食品をノズルから熱風中に噴出させて生じた霧から，瞬時に水分が蒸発して粉末化させる技術が，**噴霧乾燥（スプレードライ）**である。溶解性，分散性

の優れた製品ができ，粉ミルク，インスタントコーヒー，粉末調味料，粉末果汁などの製造に広く利用されている。

6）凍結乾燥（フリーズドライ）

食品を凍結した後，真空ポンプを用いて減圧（真空）にして，氷を昇華させて水を除去する技術が，凍結乾燥（フリーズドライ）である。食品が凍った状態で乾燥するため，品質劣化の少ない乾燥技術である。また，製品が多孔質となり，復水性の良い製品を作ることができる。コストがやや高いのが難であるが，高級インスタントコーヒー，即席めんやインスタント食品の具材（野菜，魚肉類など），インスタントスープ，インスタント味噌汁，非常食など，多くの凍結乾燥製品が市場に出されている。

7）加圧乾燥（膨化乾燥）

加圧乾燥（膨化乾燥）では，米，麦，大豆などの水分の少ない食品を高温で加圧しておいて，急速に常圧に戻すと食品の膨化と水分の蒸発が同時に起こり，食品を乾燥させることができ，膨化スナックの製造に利用されている。

8）油熱乾燥

めんを油で揚げると，めんの水分がはじき出されて乾燥状態になるのが油熱乾燥である。即席めんなどの製造に使われている技術である。

（8）濃　　縮

濃縮は，液状食品から水分を除去する操作であり，その目的は，水分活性の低下による保存性の向上，容積・重量の減少による貯蔵・輸送経費の軽減などである。加熱濃縮が一般的であるが，膜濃縮，凍結濃縮などの技術がある。

加熱濃縮は，加熱によって水分を蒸発させ除去する技術である。常圧下で加熱を行うと高温で長時間加熱する必要があり，加熱によるたんぱく質の変性，栄養成分の分解，香気成分の揮散，着色などによる品質低下が起こる。それを防ぐため，減圧して水の蒸発温度を下げる真空濃縮が行われる。**真空濃縮法**では約50℃の低温で濃縮操作が可能であり，品質劣化を抑えることができる。しかし，真空で引くため，香気成分の揮散は避けられない。

加熱に頼らない濃縮技術として**膜濃縮**がある。高分子や低分子の物質は透過できないが，水分子のみ透過できる膜を用いれば，液体食品からの水の除去が可能である。このような性質を持っている膜が**逆浸透膜**である。液体食品を逆浸透膜で仕切って圧力をかけると，水分子のみが膜を透過して除去される。この技術は，熱を必要としないためエネルギー消費量が少なく，加熱を行わないため品質の劣化を最小限に抑えることができる。逆浸透膜はトマトジュースや果汁の濃縮に利用されている。濃縮還元果汁は，果汁製造工場で膜濃縮して減量した果汁を消費地近くに輸送し，容器に詰める前に加水して元の濃度に戻したものである。

　溶液を凍結すると，溶質を含まない水から凍結して純度の高い氷が生成し，溶質は液体部分に濃縮される。この原理を利用した**凍結濃縮**という技術もある。

（9）蒸　　留

　蒸留は，2種類以上の液体の混合液を加熱して，それぞれの沸点の差を利用して，個々の液体を分離する操作である。蒸留は，単蒸留，分留（精留），水蒸気蒸留，分子蒸留などに分けられている。**単蒸留**は混合する成分間の沸点に大きな差のある場合に用いられる。**精留**は蒸留してくる成分をある温度範囲ごとに分ける蒸留方法である。**水蒸気蒸留**は水蒸気を用いて高沸点で熱分解を起こしやすく，水と溶解しない物質を比較的低温で蒸留する方法である。高真空下で蒸留を行う**分子蒸留**もある。

　食品加工において，蒸留はブランデー，ウイスキー，焼酎，ウオッカなどの蒸留酒，油脂抽出に用いた溶媒（n-ヘキサン）の回収，精油（エッセンシャルオイル）の抽出などに利用されている。

（10）抽　　出

　種実から油脂，コーヒーや茶からのエキス，テンサイ（甜菜：砂糖ダイコン）からのショ糖，植物体からの色素や精油など，多くの食品成分が**抽出**により得

られている。水溶性成分の抽出には水を用い，脂溶性成分の抽出には有機溶剤を用いる。しかし，抽出した成分と抽出溶媒の分離のために高温で蒸留するため，この過程で成分が品質低下を起こしやすい。この問題を解決する技術として超臨界ガスの利用がある。

　原料をそのまま使うよりも，粉砕し粒度を小さくして表面積を大きくすると，抽出効率がよくなる。また大豆のような種実から油脂を抽出する場合，粗砕してから圧扁してフレーク状にすることにより，種実の組織を破壊するとともに表面積を大きくして，抽出効率を上げている。

1）液体抽出法

　コーヒーや茶のエキス，ショ糖，水溶性色素，大豆たんぱく質などは水を用いて抽出される。大豆たんぱく質（グリシニン）はグロブリンの一種であり，純水には溶けないが塩溶液に溶ける性質を有しており，大豆を水とともに磨砕すると大豆種子中の塩類が溶け出して塩溶液ができ，それにより大豆たんぱく質が抽出される。これが豆乳である。

　食用油脂などの抽出にはヘキサンが用いられることが多い。ヘキサンを用いるのは，完全な脂溶性であり，水に溶けないからである。抽出後，ヘキサンは蒸留により除去され，油脂画分が得られる。

2）超臨界ガス抽出法

　気体をある温度と圧力の範囲内に置くと，気体と液体の両方の性質を持つ状態となる。このような気体を**超臨界ガス**という。超臨界ガスは，食品への浸透性がよく成分の選択的抽出が可能なうえ，簡単に揮散し除去することができる。食品の抽出には超臨界二酸化炭素が用いられている。超臨界ガス抽出は，液体抽出に比べて穏やかな処理であり品質低下が少ないので，繊細な芳香を重視する成分や食品に利用される。超臨界ガス抽出は，コーヒーからのカフェインの除去などに実用化されているが，高コストなため付加価値の高い成分の抽出に限られている。

(11) 分　　離

分離には，固体と固体の分離，固体と液体の分離，液体と液体の分離などいろいろな分離があり，その目的も成分の回収，不純物・異物の除去，粒度による分別などさまざまである。

固体を大きさによって分離するには，篩を用いて篩別する。篩別は，粉砕後の小麦粉とふすまの分離などのために行われる。固体から液体を分離する単純な操作として，ろ過があり，醬油製造時の諸味から生醬油の分離などに使われている。なお，気体中の浮遊物をろ過して除去する技術をろ過集塵という。また，水よりも重い固体を沈殿させて分離する方法が沈降分離である。沈降分離を効率的に行う技術が，遠心力を利用した遠心分離である。固体中の液体を分離する操作には圧搾があり，ゴマやナタネからの油の搾油，果実からの果汁の搾汁，柑橘果皮からの精油の抽出などに利用されている。また，果汁の清澄，牛乳からのクリームの分離などには遠心分離が行われている。

吸着は，気体や液体を多孔質またはイオン交換能をもった固体に接触させて，特定の成分を捕捉する分離操作の一種である。吸着剤には活性炭，酸性白土，シリカゲル，骨炭，イオン交換樹脂などが使われている。

(12) 超高圧利用

超高圧処理は，水を圧力媒体として数千気圧で食品を処理する技術であり，加熱することなくデンプンの糊化やゲル化，たんぱく質の変性，殺菌，殺虫を行うことができ，さらに液体の含浸や気泡の分散を促進する。加熱とは異なり，ビタミンなどの栄養成分の分解，色素の分解や食品の変色，風味の損失などをほとんど起こさないという利点がある。また，瞬時に食品全体に均一に高圧力をかけることができることも，加熱とは異なる特徴である。しかし，加圧装置はバッチ式であり，大量処理することができず，コストが高くなるという欠点があるが，従来の縦型から製品を横向けに出入りさせる横型の装置が開発され，処理能力が向上している。従来の加熱処理製品とは一味違う製品の製造が可能であり，ジャム，ジュース，ハムなどの製品がある。

なお，カキなどの二枚貝を超高圧処理すると，殻から身が簡単にはずせるなどの面白い効果もある。

(13) 膜利用技術

　液体を膜で仕切って圧力をかけると，膜の孔の大きさに従い透過する物質が異なる。すなわち，孔径よりも小さい物質は透過し，大きい物質は透過しない。このことを利用した技術が膜利用技術である。膜技術は加熱しないので，食品の品質低下が少なく，かつ省エネルギーな技術である。膜技術に用いられる膜はセラミックの膜が一般的である。孔径の小さい膜は水のみ透過し，液体に溶けている低分子成分や高分子成分は透過しない。このような膜は**逆浸透膜**といい，ジュースなどの濃縮に利用される。もう少し孔径の大きい膜は，水と低分子成分は透過するが高分子成分は透過しない。このような膜は**限外ろ過膜**といい，低分子成分と高分子成分の分離に利用されており，具体的には，乳清からの乳清たんぱく質の回収，大豆たんぱく質の濃縮，清酒の混濁物（たんぱく質）や酵素の除去などに利用される。さらに孔径が大きくなると，水も低分子成分も高分子成分も透過して，ゴミや微生物のような浮遊物のみ透過しない。このような膜は**精密ろ過膜**といい，ビール製造における酵母の除去，ミネラルウォーターの除菌などに利用されている。

　分子の大きさによる分離ではなく，電荷に基づいて物質を分離する技術が電気透析である。**電気透析**は，陽イオンのみまたは陰イオンのみを通過させる膜を用いて，選択的にイオンを分離，濃縮する技術である。このような2種類の膜を交互に並べて両端に電圧をかけると，溶液中のイオンが選択的に移動して濃縮される。海水からの食塩の製造，海水の淡水化，果汁の酸度調整，減塩醤油の製造などに利用されている。

(14) エクストルーダー加工

　エクストルーダーとは，押し出し成型機のことであり，筒状の胴（バレル）の中をいろいろな形状のスクリューが回転しながら，食品を絡ませて入口から出

口まで一気に押し出す機械である。エクストルーダーは，投入部（フィーダー），スクリュー，バレル（内部で軸にはめたスクリューが回転して原材料が処理されながら通過するトンネル），ダイ（処理された材料が外に出てくる出口）などから構成される。バレルの中にスクリューをはめる軸が一本組み込まれた**一軸型エクストルーダー**と軸がバレルに二本組み込まれた**二軸型エクストルーダー**があり，二軸型エクストルーダーのほうが複雑で高度な処理が可能である。原材料は投入部から機械に入れられ，高温のバレル中で，スクリューにより混合されながら圧力がかけられて移送され，ダイから押し出される。個々のスクリューは形状が異なっており，それぞれのスクリューが圧縮，混合，剪断（せんだん），反応，組織化，混捏（こんねつ），加圧などの処理を行うように設定されており，ダイの形状により板状，棒状，膨化などの形状の製品が出てくる。スクリューを組み合わせることにより，1台の機械で食品の加熱，圧縮，混合，剪断，反応，組織化，殺菌，混捏，加圧，成型，膨化などの処理を連続的に行うことができ，入口から入れた原材料が出口から食品になって出てくる。一連の操作に要する時間は数分であり，通常の食品加工工程とは比較にならないぐらい短時間に食品の製造を行うこと

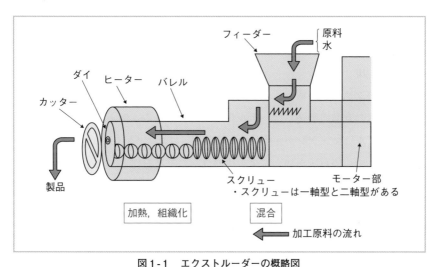

図1-1　エクストルーダーの概略図
（宮尾茂雄・北尾悟編著　Nブックス四訂食品加工学　建帛社　2019，p.68）

ができる。デンプンの糊化・膨化，たんぱく質の組織化などを行うことができ，製品としては，膨化スナックのような発泡状食品，肉様大豆たんぱく質のような組織化たんぱく質の製造に適用されている。

3．化学的作用による加工法

（1）溶　　解

　食品成分の多くは，純水，有機溶媒，塩溶液，酸，アルカリのいずれかに溶解することができる。この性質を利用して，原材料を溶解してから食品加工に利用する。機能性食品に利用されるアントシアニン，カテキンなどのポリフェノール類は水溶性であり，β-カロテン，リコペン，アスタキサンチンなどのカロテノイドは脂溶性である。また，たんぱく質では，アルブミンは水溶性であり，グロブリンは水不溶性であるが塩溶液に可溶である。

　不要な成分・物質の化学的な溶解による除去が行われる。例えば，ミカン缶詰製造時のミカン内皮（瓤嚢膜）は，酸とアルカリで処理し内皮のプロトペクチンを分解可溶化して除去する。反対に渋ガキの脱渋は，アルコールまたは二酸化炭素により処理することで，水溶性のタンニンを不溶化するものである。

（2）ゲ　ル　化

　豆腐，コンニャク，寒天，ゼラチンなど，多くのゲル状の食品がある。これらのゲル状の食品の製造には，ゲル化剤が用いられる。例えば，コンニャク製造では，グルコマンナンが主成分である精粉（コンニャクイモの粉）に水を加えて糊状にして，消石灰を加えてゲル状のコンニャクを作る。

　豆腐製造においては，グルコノデルタラクトン，にがり（塩化マグネシウム），すまし粉（硫酸カルシウム）などがゲル化剤として用いられる。グルコノデルタラクトンは水に溶けると加水分解されてグルコン酸になる。豆乳中でグルコノデルタラクトンから生じたグルコン酸により大豆たんぱく質が酸凝固して豆腐ができる。一方，にがりやすまし粉では，二価のマグネシウムイオンやカルシ

ウムイオンが大豆たんぱく質のマイナス荷電している部位に結合して大豆たんぱく質を架橋させ，大きなたんぱく質の集合体を作ることによるカードを形成して，豆腐ができる。同様なメカニズムで低メトキシペクチンがカルシウムイオンによってゲル化する。このことを利用して低糖ジャムが作られる。なお，高メトキシペクチン（ペクチンはポリガラクツロン酸でできており，このカルボキシ基の多くがメチルエステル化されているもの）は糖と酸を加えて加熱するとゲル化し，一般のジャムはこのことを利用して作られる。

　ゲル状になる食品素材は，増粘剤，ゲル化剤，糊料などとして食品加工に利用される。代表的なものにアルギン酸があり，水溶性のアルギン酸ナトリウムにカルシウムイオンを添加することにより，豆腐や低糖ジャムと同様なメカニズム（架橋による集合体形成）でゲル化する。増粘剤，ゲル化剤などには，ペクチン，ゼラチン，カルボキシメチルセルロース，カラギーナン，寒天，ローカストビンガム，グアーガム，キサンタンガム，プルランなどがある。

　豆腐やコンニャクは一度ゲル化して固まると，加熱してもゾルになることはなく液状にはならない。一方，寒天やゼラチンは冷やすとゲル化して固まるが，温めるとゾルになって液状になる。豆腐やコンニャクのように一度ゲルになったら二度とゾルにならないゲルを**不可逆ゲル**といい，一度ゲルになっても加熱するとゾルになるゲルを**可逆ゲル（熱可逆ゲル）**という。

（3）加 水 分 解
　デンプンをシュウ酸で加水分解した産物を精製，濃縮することにより，ブドウ糖とデキストリンが主成分の水あめが製造される。

　大豆，小麦，トウモロコシなどのたんぱく質や動物性のたんぱく質を酸や酵素により加水分解することにより，アミノ酸を主成分とする混合液が得られ，加工食品の調味に使用されている。ビール，清酒などの製造に使われた酵母にはたんぱく質や核酸が含まれており，それを酵母の自己消化，酵素分解により加水分解するとアミノ酸，ペプチド，イノシン酸，グアニル酸などをを含む酵母エキスが製造され，食品加工で調味に使われている。

（4）そ　の　他

　化学反応を利用した食品加工技術として，**油脂の水素添加**（硬化）がある。油脂を構成する不飽和脂肪酸の二重結合に水素を添加して飽和結合にする操作であり，油脂の安定性の向上，油脂を硬化（融点の上昇）させる効果がある。

　エステル交換は，トリグリセリドに結合している脂肪酸の交換を行い油脂の性状を変える技術である。エステル交換では，同じトリアシルグリセリド分子の中で脂肪酸を交換する**分子内エステル交換**と異なった分子の間で脂肪酸を交換する**分子間エステル交換**がある。

　グルコースやマルトースなどの糖を還元してソルビトールやマルチトールなどの糖アルコールが製造されている。ハムやソーセージの製造時に亜硝酸塩や硝酸塩を用いるのは，ミオグロビンを最終的にニトロソミオクロモーゲンに変換してメトミオクロモーゲンができるのを防いでいる。

4. 生物的作用による加工法

（1）微生物の利用

　人類は微生物の存在を認識する以前より，食品の加工に多種多様な微生物を利用してきた。わが国の伝統食品である，日本酒，醤油，納豆，味噌をはじめ，チーズ，ヨーグルト，パン，ビールなどの発酵食品では，それぞれの食品に関連深い微生物が存在している。

　パン製造では，サッカロミセス・セレビシエとよばれる**酵母**を利用している。酵母の働きにより，糖からエチルアルコールと二酸化炭素が生成する。アルコールは特有の香気を与える。二酸化炭素は，小麦のたんぱく質であるグルテンによってできた膜で包まれ，スポンジ状の生地に膨張し，焼成により，多孔質のパンとなる。パン製造では，二酸化炭素を風船のように取り囲む小麦たんぱく質と二酸化炭素を発生する酵母の両方が必須である。

　わが国の発酵食品では，カビの一種である麹菌（こうじ）を利用したものが多く存在する。**麹菌**は，生育と同時に，デンプンを分解するα-アミラーゼ，β-アミラー

ゼ，たんぱく質を分解するプロテアーゼ，ペプチダーゼ，脂質を分解するリパーゼなど各種の分解酵素を生産する。これらの酵素が原料素材に作用し，ブドウ糖やアミノ酸などの低分子にまで分解し，甘味，うま味が増加する。

納豆では，**納豆菌**のたんぱく質分解酵素（プロテアーゼ）によって，大豆中のたんぱく質がペプチドやアミノ酸に分解され，呈味が強くなり，消化吸収されやすくなる。

ヨーグルトでは，**乳酸菌**の働きで，牛乳中の乳糖や添加した糖分から乳酸が生成する（乳酸発酵）。この乳酸が，牛乳中のカゼインたんぱく質を凝固させて，固形状のカードができる。この凝固は，乳酸の生成により牛乳のpH値が低下し，カゼインの等電点（たんぱく質の電気的な性質が中性になるpH値）に達するために生ずる。

（2）酵素の利用

微生物の利用では，微生物が生産する**酵素**が活用されている。微生物の解明が進展すると，微生物が生産する酵素を取り出し，利用する場面が発展した。微生物は多様性に富んでおり，多種多様な酵素の起源として適しているうえに，短時間で多量の増殖が容易であるため，産業利用されている酵素の起源としては大半が微生物であり，動植物由来のものはごく一部である。すべての生命活動は酵素を利活用しており，酵素は生体成分の合成，分解をつかさどっている。しかし，産業上，利用されている酵素の大半は分解酵素である。

糖質に関連する酵素として，α-グルカンに関する酵素（アミラーゼなど），β-グルカンに関する酵素（セルラーゼなど），ヘミセルロース類に関連する酵素（キシラナーゼ，ペクチナーゼ，マンナナーゼなど），グルコースイソメラーゼが利用されている。たんぱく質，アミノ酸関連酵素として，プロテアーゼ，ペプチダーゼ，脂質に関連する酵素として，リパーゼ，エステラーゼ（ホスファターゼ含む）などが利用されている。

家庭で酵素を利用する機会は少ないが，食品工場では，飲料，製菓・製パン，エキス製造，醸造等の食品加工の多方面にわたって酵素が利用されている。

生命科学の急速な進展により，新規酵素の探索や，酵素たんぱく質の高機能化が研究されており，酵素の利用が一層，期待されている。

（3）バイオリアクター

　動植物細胞や微生物など生体の触媒を使って物質の合成や分解を行う反応装置がバイオリアクターであり，遺伝子工学や培養技術の進歩により急速に発展してきた。バイオリアクターは食品分野をはじめエネルギー分野，環境分野などさまざまな分野で使用されている。少ない工程で，収率がよい利点もあるが，雑菌汚染などの問題もある。

　わが国の砂糖消費の3分の1が，デンプンから製造する**異性化糖**（ブドウ糖果糖液糖）に置き換わっている。家庭ではほとんど使用されていないが，安価で甘質がよく，溶解工程が不要な液体であることから，食品工場等で利用されている。異性化糖は，デンプンを原料に「液化工程」「糖化工程」「異性化工程」の3段階の酵素反応により製造している。**液化工程**は，デンプンに水と加水分解酵素であるα-アミラーゼを加え，95℃程度に加熱する。これにより高分子のデンプンは小さく分解され，粘性がなくなる。**糖化工程**は，グルコアミラーゼを加え，さらに細かく分解し，ブドウ糖にする。**異性化工程**は，グルコースイソメラーゼを加え，ブドウ糖を果糖に変化させる。異性化糖という名称は，ブドウ糖が果糖に異性化する反応に由来している。砂糖の甘味度を100とすると，ブドウ糖は65〜80，果糖は120〜170であり，異性化工程で甘味度が急増する。なお，化学平衡上，ブドウ糖から果糖への異性化割合は最大でも5割である。**精製・濃縮工程**は，ろ過機やイオン交換装置で精製し，濃縮することにより，果糖含量42%のブドウ糖果糖液糖が得られる。さらに，クロマトグラフィーによって果糖割合を高めることができ，果糖含量が55%の果糖ブドウ糖液糖や90〜95%の高果糖液糖を作ることができる。バイオリアクターの使用により連続生産が可能となり，反応制御が容易になるというメリットがある。

　この他，各種のオリゴ糖製造，たんぱく質分解によるペプチド製造などにバイオリアクターが利用されている。

2 穀類およびイモ・デンプン類と加工食品

★ 概要とねらい

　穀類は，人類にとってエネルギー源の重要な食用作物であり，米，小麦，大麦，トウモロコシ，アワ，ヒエなどや，そば，アマランサスなどの種類に分類される。特に生産量が多い米，小麦，トウモロコシは世界の三大穀類といい，わが国では米，小麦，大麦を除いたものを雑穀と呼び区分している。穀類は，栽培の適応性が強いこと，貯蔵性と輸送性に優れていること，種子の栄養価が高いこと，食味が淡白であるため常食に適していることなどから，エネルギー源だけではなくたんぱく質源としても用いられている。

　イモ類は，植物の根または地下茎がデンプンなどの多糖類を貯蔵し肥大したものの総称である。古くから食用にされ，ポリネシア諸島のタロイモなど，現在でも主食として利用する国もある。イモ類は70〜80%程度と多くの水分を含むため，穀類に比べて貯蔵性や輸送性に欠ける。しかし，糖類を20%程度含むので，エネルギー源としては重要であり，米，その他雑穀類の代わりにもなる。水あめ，ブドウ糖，異性化糖などのデンプン加工品に利用されることも多い。

　ここでは穀類の分類と種類，形状と形態，貯蔵と流通での成分変化，搗精・製粉処理した主な穀粒および穀粉を利用する加工操作やその加工品の特性などについて，そしてイモ・デンプン類の分類，成分，加工方法についての基礎的な知識を修得する。

1．穀　　類

（1）　米
1）分類と種類

　米は，イネ科に属する一年生草本の稲の種実であり，原産地はインド東部から中国南部地域にわたる一帯で，その生産量の90％以上がアジア諸国に集中している。わが国では，縄文時代前期に栽培が始まったとされている。米の栽培種は，主に日本型（ジャポニカ種：*Oryza sativa* var. *japonica*），インド型（インディカ種：*Oryza sativa* var. *indica*）の2品種に大別される。

　ジャポニカ種は，主に日本，朝鮮半島，中国東北部，台湾およびアメリカなどの湿潤な温帯，亜寒帯地域で栽培され，米粒が短粒形で長さに比べて幅が大きく，断面はやや丸みを帯び，炊飯米は粘りがあってやわらかい。一方，インディカ種は，主にインド，タイ，カンボジアなどの東南アジア一帯で栽培され，米粒が長粒形で長さに比べて幅が狭く，断面はやや扁平で，炊飯米は粘りが少なくパサパサしている。

　さらに，米は栽培方法によって，水田で栽培されるものを水稲，畑で栽培されるものを陸稲（りくとう／おかぼ）と呼び，わが国および東南アジアでは主に水稲が栽培されている。

　また，米はデンプンの組成によって，うるち米（粳米）ともち米（糯米）に分けられ，粘りやかたさなど食味を決める要因となる。うるち米の形状は，半透明のガラス状でアミロースが15〜35％，残りはアミロペクチンで構成され，もち米の形状はうるち米より丸みがあり乳白色で，アミロペクチンがほぼ100％で構成されている。わが国で栽培されている品種は多く，成分特性（食味，粒形など），栽培特性（病害，収穫量など）により栽培品種が選択される。米の消費拡大のために従来食味がよいコシヒカリ，ひとめぼれ，ヒノヒカリ，あきたこまちなどを中心に在来種を交雑したうるち米の低アミロース米，高アミロース米，低グルテリン米，低アレルゲン米，有色米（紫黒米，赤米，緑米），香り米

などの新品種が開発されている。有色米は原種に近く，紫黒米はアントシアン系色素，赤米はタンニン系色素，緑米はクロロフィル色素を含む。

2）性状と形態

米は，収穫した稲穂を乾燥後，脱穀したもみ米からもみ殻を除去したものが玄米で，もみ米の約80％になる。**玄米は，**胚乳と胚芽がぬか層（果皮・種皮・糊粉層）で包まれ，各部の割合は，胚乳が90〜92％，胚芽が2〜3％，ぬか層（果皮，種皮）が5〜6％で構成される（図2−1）。

一般に玄米は食味や消化が劣るため，玄米からぬか（ぬか層と胚芽）を取り除いた**精白米**（胚乳）を利用する。この玄米同士の研磨によりぬかを取り除く操作を**搗精**（精米または精白）といい，その加工操作で得られた米重量の原料玄米の重量に対する割合を**搗精歩留まり**という。

一般に搗精は，大型工場で**研削式精米機**（圧力をかけず，砥石状のロールを通過することで研磨してぬかを取り除くタイプである。米を循環させずに一度で精米するため，短時間で精米できる）と**摩擦式精米機**（圧力で玄米同士をこすり合わせながらぬかを取り除く方式である。米が割れにくく栄養素も損なわれにくいこと，運転音が静かなのが長所である。温度上昇が高くなることが弱点である）の組み合わせた装置が使われている。一般にジャポニカ種は摩擦式精米機，インディカ種は

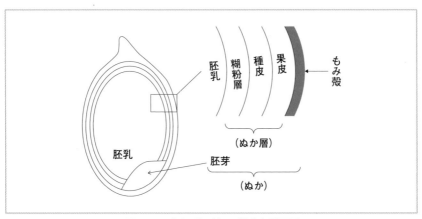

図2-1　玄米（籾米）の構造と断面図

研削式精米機を用いて精米している。

　米の精白（図2-2）では，一般に胚乳，胚芽，ぬか層の一般的な重量比が92：3：5である。また，米は搗精時の搗き減り4〜5％，すなわち歩留り95〜96％の米を**五分つき米**（半搗米）といい，搗き減りが6〜7％，歩留り93〜94％の米を**七分つき米**とよぶ。**十分つき米**（精白米）の搗き減りは8〜10％，歩留まり90〜92％である。**胚芽精米**は，特殊な精米機を使って胚芽をできるだけ残すように搗精した精米でビタミンB_1やEが多い。醸造用米の精白歩留まりは70〜75％，吟醸酒用は60％以下にする。

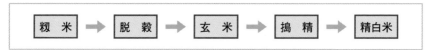

図2-2　米の精米工程

3）成分特性と機能性

　米の成分組成は，主に炭水化物が多く，次いでたんぱく質が多いが，搗精歩留まり（精白度）によって米の成分量は異なってくる。米の水分含量は，環境や湿度の変化により影響されるが，平均15〜16％である。炊飯や米を加工する際，水分は吸水性や炊飯の水量に影響する。農産物規格規定により最高水分値は15.0％となっており，それ以上では保存性が低下し，それ以下では水分不足による米粒の割れなどが起こりやすくなる。

　炭水化物は玄米に74.3％，精白米に77.6％，胚芽精米に75.8％含まれ，主な成分としてデンプン，その他にデキストリン，ペントザンなどが少量含まれている。食物繊維は玄米に3.0％，精白米に0.5％，胚芽精米に1.3％含まれている。日本型うるち米のデンプンはアミロース15〜25％，アミロペクチン75〜85％で構成され，インド型うるち米のデンプンはアミロース20〜35％，アミロペクチンが65〜80％で構成されている。もち米のデンプンは，ほぼ100％アミロペクチンからなっている。たんぱく質は玄米に6.8〜10.0％，精白米に6.1〜9.2％，胚芽精米に6.5％前後含まれている。米のたんぱく質の構成は，グルテリンに属するオリゼニンが約80％，アルブミンとグロブリンを合わせて15％，プロラミンが5

％である。米のアミノ酸スコアは玄米75，精白米69であり，消化率は85.8％である。米は，日本人の主食として摂取される良質で重要なたんぱく質供給源であるが，アミノ酸組成ではリジン（第一制限アミノ酸），トリプトファンなどが少ない。脂質は玄米に2.7％含まれているが，精白米は0.9％，ぬかは18％，胚芽は21％となる。胚芽やぬかは，脂質が多く米油の原料として利用されている。灰分は，玄米，精白米，胚芽精米ともにリンが多く，次いでカリウム，マグネシウムの順で，カルシウムは非常に少ない。リンの形態は，玄米で約80％，精白米で約40％がフィチン態となって存在しているため吸収はよくない。ビタミンは玄米中に豊富に存在しているが，搗精することでぬか層や胚芽が除かれるため約80％が失われ，精白米にはごくわずかしか存在しない。また，ビタミンは，常温保存中や水洗や炊飯により減少する。

4）貯蔵・加工・調理による成分変化

① **貯蔵・流通**　わが国では，5月から10月が米の貯蔵に最も影響を受けやすい時期で，貯蔵環境（温度，湿度），貯蔵形態（もみ米，玄米，精白米）などによって品質に影響する。米は一般的に玄米として常温で貯蔵・流通されているが，貯蔵中に米粒内の酵素作用で成分が化学変化し，遊離脂肪酸や還元糖の増加，ビタミンB_1や遊離アミノ酸の減少がみられ，また，粒組織の硬化などにより古米化し，米の品質低下の原因となる。精白米は玄米よりも貯蔵中の変化を受けやすい。白米の表面に残ったぬかが空気に触れることで酸化するためである。そこで，米を長期貯蔵する場合は，低温貯蔵（温度10〜15℃，相対湿度70〜80％）で保存することで，米の成分変化を抑え，品質が保持される。その他の貯蔵方法としては，不活性ガス充填，脱酸素剤の封入，脱気包装，氷温（−1〜−5℃），冷凍（−40〜−60℃）などがある。また流通過程では，包装材料として，クラフト袋（30kg），樹脂袋（60kg），麻袋（60kg）が用いられている。一般に新米が出回り始めた後，前年産の米を**古米**と呼んでいる。

② **加工・調理**　米の加工は主に搗精のことを指す。米の栄養成分は搗精の程度によって異なり，精白度が進むに従って炭水化物は漸増するが，ぬか層，胚芽に偏在する他の栄養成分は搗精が進むに従って減少する。米を搗精するこ

とで嗜好性や消化吸収の改善に役立っており，主に精白米が食べられる要因となっている。炊飯は，洗米によって米に付着しているぬかなどの残存物を除去するため，一部の成分の損失がみられる。今日では，洗米するという手間をなくした無洗米やGABA（γ-アミノ酪酸）が多く含まれる発芽玄米などが出回っており，省エネ，水質汚染防止の環境保全や機能性を高めた米として消費者に受け入れられている。米を炊飯することは，加熱によって消化されない生デンプンから消化されやすいα-デンプン（糊化）にすることである。これによって食味が向上し，消化吸収に役立つ。

5）種類と用途

　米の加工品には，米粉，α化米，ビーフン，ライスペーパー，強化米，レトルト米飯，冷凍米飯，缶詰米飯，無菌米飯（無菌化包装米飯），無洗米などがある。**米粉**は，うるち米およびもち米を原料にして製粉したものの総称である。うるち米を原料としたものには，新粉，上新粉（精白したうるち米を洗って乾燥後，少量の水を加え製粉してふるい分けしたもので粗いものを新粉，細かいものを上新粉（関西では上用粉）という），もち米を原料とするものにはもち粉（もち米を洗って粉状にし，乾燥させたもので関西では求肥粉ともいう），白玉粉（もち米を一晩水に浸した後，水と一緒にすりつぶしてあくを除き，もち米の中のデンプン質を主に取り出したものを熱風乾燥し粉にしたもの），微塵粉（もち米を蒸し上げてもちとした後に煎餅状に平たく延ばし，水分を取るために乾燥させてから細かく砕いて粉末としたもの），道明寺粉（蒸したもち米を乾燥機で乾燥し，粗く砕いて篩で粒を揃えて製造したもの）などがある。さらに米粉はパン，煎餅，団子，落雁などの和菓子の原料に利用される。米の種類や加熱の有無によ

表2-1　米粉の種類と用途

製　品	使用原料	種　類	用　途
生粉製品 （β型）	うるち米	新粉 上新粉	だんご ういろう
	もち米	もち粉	大福 求肥
		白玉粉	白玉だんご 大福 餅
糊化製品 （α型）	もち米	微塵粉	和菓子
		道明寺粉	さくら餅 道明寺

り生粉製品（β型）と糊化製品（α型）がある（表2−1）。

　α化米は，精白米を炊飯・蒸煮してデンプンをα化した後，熱風で水分を約8％以下まで急速乾燥させた保存食の一つである。水または湯を加えることで飯になり，簡便食，災害時の非常食，携帯食として広く利用されている。ビーフンは，うるち米を水挽後，糊化して固め，押し出し器を用いて，めん線状に押し出し加熱後，乾燥して作る。ほかにはライスヌードル，フォーなどがあり，台湾や東南アジア諸国では中華料理に利用されている。ライスペーパーは，東南アジア各国で作られ，米粉を水につけ，砕いてドロドロにしたものをざるなどに薄く広げて蒸したもので，ベトナムの春巻きの皮などがある。強化米は，白米の栄養を補うためにビタミンB_1やB_2などの栄養成分を強化した米である。強化米の一種のパーボイルド米は，もみ米を蒸してから乾燥，搗精された白米でインド，ミャンマー，パキスタン，中近東，アフリカの一部などで食べられ，処理中に胚芽のビタミンの一部が胚乳に移行する。精米中の砕米発生を抑制し，ぬか層のビタミンやミネラルが白米部に移行し栄養価が高くなる。レトルト米飯は，米と水または炊飯を耐熱・耐圧容器に入れて密封，加熱，殺菌したもので，長期間の常温保存ができる。冷凍米飯は，調理加工したピラフ，チャーハン，焼きおにぎりなどの米飯類を−30〜−40℃以下で急速冷凍し，−18℃以下に冷凍保存したもので，加工米飯の中で生産量が多い。缶詰米飯は，精白米を水切り後，副原料の調味野菜や肉類など調味液とともに金属缶に入れ，密封，加熱殺菌したもので，赤飯，五目飯，鶏飯などがある。無菌米飯（無菌化包装米飯）は，無菌状態でプラスチック容器などに真空包装したものである。無洗米は，白米の表面に付着している粘性の肌ぬかを除去したもので洗米の手間を省いた米である。無洗米加工（肌ぬか除去法）には，BG精米製法（ぬか式），NTWP（タピオカ式），水洗乾燥法・湿式法，その他（ブラシ式など）の四つの製法がある。さらに無洗米は，ぬかの付着が少ないため酸化しにくく保存性がよい。また研ぎ汁を出さず，水を節約できる環境保全に配慮した米である。発芽玄米は，玄米を発芽させたもので，GABA（γ-アミノ酪酸）やγ-オリザノールなどが多く含まれる。チルド米飯は，調理加工した米飯類を包装後冷蔵状態

（0℃前後）で保存した米飯である。**米油**は半乾性油に属し，脂質の脂肪酸は不飽和脂肪酸が多く，オレイン酸40〜50%，リノール酸29〜42%，パルミチン酸13〜18%などで構成されている。また，ぬか層に多く含まれるγ-オリザノールは，抗酸化作用，血中コレステロール低下作用などの生理機能を有する。

　その他の加工品としては，米飯，おにぎり，すしなどの需要が多い。また，微生物を利用した発酵食品には清酒，焼酎，みりん，食酢，米味噌などがある。

（2）小　　麦

1）分類と種類

　小麦の原産地は，中央アジアから西アジア一帯，地中海東岸といわれ，北米，オーストラリア，カナダ，フランス，中国，ロシアなどの冷涼で乾燥した地帯で栽培されている。わが国では弥生時代中期には栽培されたが，気候が高温多湿のために良質な小麦の栽培が難しく，現在では自給率が約15%（令和2年度）である。世界で栽培されている小麦は，約90%が**普通小麦**，約3〜5%が**デュラム小麦**（マカロニ小麦），約3%が**クラブ小麦**（菓子用）である。

　小麦は栽培される時期により，**冬小麦**（温暖な地方で栽培：秋播きして夏に収穫する）と**春小麦**（寒冷な地方で栽培：春播きして秋に収穫する）に分けられ，世界で生産される大部分は冬小麦である。また，小麦は，外皮の色が褐色の**赤色小麦**と外皮の色が黄色の**白色小麦**に分けられ，アメリカ産は赤色小麦，オーストラリア産は白色小麦が多い。

　さらに，胚乳組織の密度が高く，粒の切断面が半透明でガラス質で粒の硬いものを**硬質**（ガラス質）**小麦**，胚乳組織が粉状で不透明な粒の軟らかいものを**軟質**（粉状質）**小麦**，軟質小麦で比較的粒の硬いものを**中間質小麦**と呼ぶ。穀粒の硬さは，たんぱく質含量と関係しており，たんぱく質の多い硬質小麦からは**強力粉**，硬質小麦の一種であるデュラム小麦からはデュラムセモリナ（粗い粉），中間質小麦からは**中力粉**が，たんぱく質が少ない軟質小麦からは**薄力粉**が得られる。小麦粉は，このたんぱく質含量により強力粉（11.5〜13.0%），準強力粉（10.5〜12.5%），中力粉（7.5〜10.5%），薄力粉（6.5〜9.0%）に分けられる。デュラ

ムセモリナは11〜14％含有している。小麦粉の吸水量は，たんぱく質，デンプンなどの影響により，強力粉が最も大きく，次いで中力粉，薄力粉の順である。

2）小麦の性状と形態

　小麦は，粒溝が粒の中央に縦に沿って存在し，粒の中心部に外皮が入り込んだ構造である（図2−3）。小麦の各部は外皮（果皮，種皮，糊粉層），胚乳，胚芽に分けられる。玄小麦における各部位の割合は，胚乳80〜85％，外皮13〜

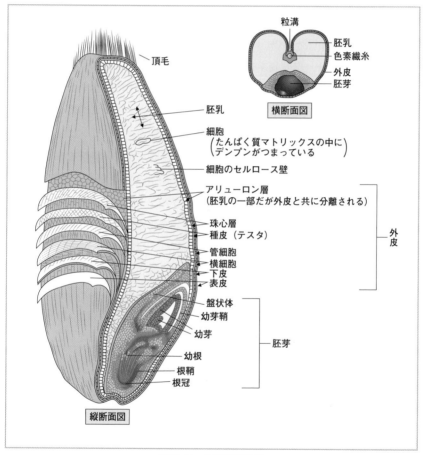

粒溝
胚乳
色素繊糸
外皮
胚芽
横断面図

頂毛

胚乳

細胞
（たんぱく質マトリックスの中に
デンプンがつまっている）

細胞のセルロース壁

アリューロン層
（胚乳の一部だが外皮と共に分離される）

珠心層
種皮（テスタ）

管細胞
横細胞
下皮
表皮

外皮

盤状体
幼芽鞘

幼芽

幼根
根鞘
根冠

胚芽

縦断面図

図2-3　小麦の断面図

（出典：Wheat Flour Institute, Chicago）

18%，胚芽2〜3％である。小麦の構造は米と異なり，外皮がかたくはがれにくく，胚乳部はやわらかくてもろいため小麦粒を製粉し，ふすま（外皮と胚芽）を除き小麦粉（胚乳）にする。一般に小麦粉の製粉歩留まりは60〜80％である。

3）成分特性と機能

玄小麦，各種小麦粉の主成分は炭水化物で，次いでたんぱく質が多い。小麦は粒食と粉食では消化率が異なり，粉食した方が消化率はよく，炭水化物の消化率は98〜99％になる。小麦粉の水分含量は14.0〜14.5％で，強力粉は中力粉や薄力粉よりやや多い。玄小麦の炭水化物の大部分はデンプンからなり，平均してアミロースが23〜28％，残りがアミロペクチンである。それ以外は，デキストリン，マルトース（麦芽糖），スクロース（ショ糖），グルコース（ブドウ糖）フルクトース（果糖）が少量含まれ，小麦粉の加工に影響するとされている。小麦のたんぱく質は，胚乳に約70％存在し，エタノール可溶性のプロラミンに属するグリアジンが40％以上，アルカリ可溶性のグルテリンに属するグルテニンが40％で大部分を占めている。小麦粉は，吸水して伸展性を生じ粘性を増すグリアジンと，吸水して強い弾力を生ずるグルテニンが練られることで，粘弾性のあるたんぱく質で，網目構造をもつ**グルテン**（麩質）を形成する。グルテンは，独特の伸展性と弾性を示し，製パンや製めんなどの加工に応用されている。また，小麦たんぱく質を構成しているアミノ酸組成は，グルタミン酸，プロリンが多く，リジン（Lys）が第一制限アミノ酸となっている。アミノ酸スコアは38〜44で，消化吸収率は85〜87％で栄養価は低い。米と同様にリジン含量の多い食品からの補給が必要になってくる。玄小麦の脂質含量は1.5〜3％，その半分がふすまや胚芽に存在し，残りの半分が胚乳に存在している。小麦の胚乳の脂質は少なく，脂肪酸組成は約半分がリノール酸である。灰分はふすまに多く0.4〜0.5％，胚乳には少ない。また，小麦粉の1等粉，2等粉，3等粉，末粉の等級は，灰分（ミネラル）含量を指標としている。小麦粉の無機質の約50％前後はリンとカルシウムが占めており，米と同様にリンはフィチン態の形態で存在している。ビタミン類（ビタミンB_1，B_2，ナイアシンなど）は，ふすま，胚芽に多く，精粉により減少するため，胚乳には少ない。

4）貯蔵・加工・調理による成分変化

①　**貯蔵と流通**　　小麦は米と比べて，粒の表面がかたく傷つきにくいので貯蔵しやすいが，水分含量が15％を超えると変質しやすくなる。小麦のたんぱく質は長期保存により溶解性や消化性が低下し，脂質はリパーゼの作用を受けて分解され，脂肪酸が生成されるので，低温，低湿度の条件で貯蔵することで品質が保持される。小麦粉の流通は，ほとんどが加工用であり，パン用約40％，めん用約32％，菓子用約11％，その他約17％（令和2年度農林水産省「麦の参考統計表」）である。

②　**加工・調理**　　小麦の製粉は，玄小麦を破砕し胚乳を粉にした後，篩（ふるい）にかけてふすまと胚芽を分離する。小麦は米と異なり搗精しないのは，玄小麦には長軸に沿って粒溝があり，粒溝部分のふすまを除去しにくいこと，小麦は皮がかたく胚乳がやわらかくて砕けやすいこと，また粒食よりも粉食すると消化率がよくなることによる。小麦の生産量の80％以上が小麦粉として加工され，主に製パンとめんなどに用いられる（図2－4）。

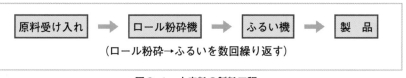

図2-4　小麦粉の製粉工程

　小麦粉はたんぱく質の含量によって，強力粉，準強力粉，中力粉，薄力粉に分類されている。強力粉は製パン用に，準強力粉は製パンおよび一部中華めん，生うどんに，中力粉はフランスパン，めん類，クラッカーに，薄力粉は菓子，てんぷら粉などに使われている（表2－2）。さらにデュラムセモリナはマカロニ，パスタ，スパゲッティに使われている。

5）小麦粉の種類と用途

①　**パ　ン**　　パンは強力粉に少量の水とともにショ糖，油脂（バター，ショートニングオイル），食塩，膨化剤（イーストなど）を加えて生地（ドウ）を作り，小麦粉中の糖を酵母によって発酵させた後，成型し200〜250℃の高温で焼成，

表2-2　小麦粉の種類と性状および用途

種　類	等級	湿度(%)	たんぱく質(%)	灰分(%)	主な用途
強力粉	1	38～42	11.5～13.0	0.38	パン，マカロニ
	2	43～47		0.60	食パン，マカロニ
	3	48～52		0.96	焼き麩
準強力粉	1	36～38	10.5～12.5	0.42	菓子パン
	2	34～36		0.55	菓子パン，中華めん
	3	－			
中力粉	1	24～26	7.5～10.5	0.38	そうめん，冷麦
	2	30～32		0.60	うどん，クラッカー
	3	30～32		0.96	一般菓子
薄力粉	1	18～20	6.5～9.0	0.42	菓子，てんぷら，まんじゅう，一般菓子
	2	24～25		0.55	
	3	－			

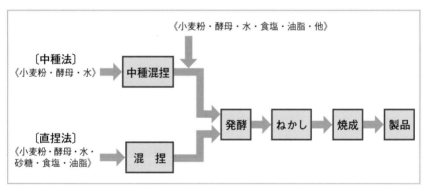

図2-5　食パンの製造工程

膨化させた加工品である（図2－5）。パンの種類は，小麦，ライ麦，大麦，エンバク，トウモロコシなどの穀粉を原料としたものがあり，膨化剤の有無により発酵パンと無発酵パンなどに分けられる。また，小麦粉の配合や焼き方，大きさやかたさなどの違いでシンプル，リーン，リッチ，ベリーリッチに分けられる。小麦粉，パン酵母，塩，水を混ぜ合わせたバゲットもしくはライ麦パンなどをシンプルまたはリーンなパンという。小麦粉，パン粉酵母，塩，水にバター，砂糖，卵，乳製品などを配合して作ったクロワッサン，ブリオッシュ，

デニッシュ・ペストリーなどをリッチまたはベリーリッチなパンという。

　パンの製造は，最初に小麦粉生地（ドウ）を形成する。これは水に溶けないたんぱく質グルテンが脂質と結合し，デンプン粒子と水を吸着した構造変化により網目構造とグルテン膜が形成される。さらに酵母の発酵によって生成した二酸化炭素が，膜を膨張させて気泡（すだち）を作り出してパン生地が膨らむのである。生地の表面は，高温で焼成されクラスト（パンの皮）を生じる。クラストの焼き色は**アミノカルボニル反応**によるもので，パンの香りは**ストレッカー分解**によって生成されたものである。

　製パン法には，直捏法（ストレート法），中種法（スポンジ法），液種法（ブリュー法）がある。**直捏法**は，すべての配合原料を同時に混ぜて生地を作り，発酵させる方法で，比較的小規模の加工に適している。小麦粉がもつ特有の風味を活かしたパンができるが，生地の取り扱いが難しいため正確な管理が必要である。**中種法**は，小麦粉の一部と酵母，イーストフードなどに水を加えて中種を作り発酵させた後，残りの原材料を加えて捏ねて再度発酵させる方法で大規模のパン工場での加工に適している。**液種法**は，あらかじめ液体中に酵母の発酵生成物を作り，小麦粉などを後から加えて混捏させる方法で連続製パン加工に適している。最近では，各メーカーが製造の技術向上により，湯種法や原料にデンプンなどを加えることで新たな食感を持ったパンを作っている。

　②　**めん**　　めんは製法により**手打ちめん**と**機械めん**があり，一般的に小麦粉などの穀粉に水や食塩水を加えて捏ねた生地を作る。それを平板上に圧延しためん帯を線状に細長く切ったもの，生地をひも状に引き延ばしたもの，生地をダイス（口金）の穴から押し出し管状に成形したものなどがある。日本農林規格では，そうめん（素麺）$1.00\sim1.15$ mm，ひやむぎ（冷麦）$1.25\sim1.67$ mm，うどん（饂飩）$1.88\sim3.75$ mm，ひらめん$5.00\sim7.50$ mmとなる。

　生めんは，うどん，中華めんなどがあり，**うどん**は小麦粉の中力粉に水または食塩水を加え捏ねた生地を線状に成形したものである。**中華めん**は準強力粉にアルカリ性のかんすい，食塩水を加え捏ねた生地を線状に成形したものである。中華めんは，かんすいのアルカリにより小麦粉中のフラボノイド系色素が

黄色に変色する。また，めんの物性を硬く，弾力のあるものにする。

　ゆでめんは，生めんを沸騰水中でゆでたもので，デンプンが膨潤，糊化してやわらかくなっている。生めんと同様に賞味期限が短く，低温貯蔵する。

　乾めんは生めんを乾燥したもので，うどん，平めん，ひやむぎ，手延べそうめんなどがある。うどん，平めん，ひやむぎは，貯蔵中にめんが硬く，もろく，粘りがなくなるなど食感が悪くなるが，手延べそうめんは綿実油またはゴマ油を用いて，熟成（厄）するため特有の風味や食感を持ったものになる。

　冷凍めんは，生めん，ゆでめんを急速冷凍したもので，うどん，スパゲッティ，中華めんなどが製造され，流通している。

　即席めんは小麦粉やそばを原料とした和風タイプとかんすいを使用した中華タイプがあり，特に和風めんの中でもそば粉の配合率が30％以上ものをそばといい，デュラムセモリナを30％以上配合したものを欧風めんと呼び，製法によって油で揚げて乾燥する油揚げめん，熱風で乾燥する非油揚げめん（α化乾燥めん），生タイプ即席めんなどに分けられる。また，即席めんには，カップで流通する即席カップめんもある。

　③　**パスタ類**　　パスタ類には，**マカロニ**（2.5 mm以上の太さの管状またはその他の形状で棒状または帯状を除く），**スパゲッティ**（1.2 mm以上の太さの棒状または帯状に成形したもの），**バーミセリ**（1.2 mm未満の太さの棒状に成形したもの），**ヌードル**（帯状に成形したもの）がある（マカロニ類品質表示基準）。パスタはデュラムセモリナに強力粉を配合した粉に水を加えて捏ねた生地を，高圧でダイスから押し出し成形後，熟成，乾燥しためんで，製品の多くが乾燥品である。パスタ類の特有の食感は，普通小麦粉と異なりデュラム小麦のグルテンとデンプン質の効果や製法が関係している。その他にめんの中に卵，トマト，ホウレンソウ，ニンジンなどを練り込んだものもある。

　④　**その他の加工品**　　小麦たんぱく質のグルテンは，粉末状，ペースト状，粒状，繊維状に加工して，調理食品，水産練り製品，食肉加工品やハンバーグ，ミートボール，シュウマイ，ギョウザなどの冷凍食品の弾性，保水性，結着性などの改良剤やパン，めんなどの弾力性の付与などに用いられている。また小

麦粒は味噌の副原料となり，小麦は大豆とともに醤油製造の原料，小麦たんぱく質の加水分解物は醤油の増量剤となる。

麸は，強力粉と中力粉を原料としてグルテンを分離した加工品で，生麸と焼き麸がある。**生麸**は強力粉と中力粉に食塩を加えて水で捏ねて生地を作り，篩の上で水を加えながらデンプンや水溶性たんぱく質などを除いて残ったグルテンにもち粉などを練り合わせ（混練），蒸し上げたもので，もち麸，さお麸，おでんの関東炊きに使う竹輪麸もある。生麸は，グルテン特有の粘弾性があり，煮物，揚げ物，椀物に用いられる。**焼き麸**は生麸に小麦粉，糯米粉，膨化剤として重曹を加え，焼き，膨らませたもので，車麸，板麸がある。焼き麸の特性は，組織が荒く，汁をよく吸収し，味が淡白なので，日本料理の煮物，椀物，すき焼きなどに用いられる。

（3）大　　麦

1）分類と種類

大麦は世界最古の作物の一つで，北米，ヨーロッパ各地，ロシア，中国，オーストラリアなど世界各地で広く栽培されている。小麦，米，トウモロコシに次いで生産量の多い穀物である。

2）性状と形態

大麦の種実の構造は小麦と似ており，「ふ」（米のもみ殻に相当する部分）と皮部，胚乳，胚から構成されている。大麦は，胚乳部を取り囲むように食物繊維があるので組織がかたく，米と同様に搗精して，糊粉層，胚を除去する丸麦になる。大麦には，穂軸が粒に向かって2列に並んでいる**二条大麦**，穂軸が4列の**四条大麦**，穂軸に三つずつ交互に粒列を形成して並んで六角形に見える**六条大麦**がある。六条大麦は，穎（えい：米のもみ殻に相当）と果皮が密着して取れにくい有皮大麦（皮麦）と熟成すると果皮から離れやすくなる裸麦とがある。

3）成分特性と機能

大麦の水分は，14%前後であり，炭水化物は多く，食物繊維が12～18%含まれ，機能性が注目されている。たんぱく質は，小麦と異なり，グルテン形成能

がないため，製パン，製めんなどの原料には適さない。アミノ酸スコアは67（Lys，押し麦）である。

4）利用特性・加工品

大麦の利用特性として，精白米に丸麦，押し麦，切断麦（白麦）などを10〜20％混ぜて炊飯する。その他，大麦の原麦をそのまま煎じて粉にした香煎，大麦を発芽させ通風乾燥させた**麦芽**，大麦を精白した丸麦を蒸気で過熱後，圧扁した**押し麦**，二条大麦の原麦をそのまま炒った**麦茶**，切断麦（白麦），米粒麦などがある。麦芽に生成する活性の強いα-アミラーゼやマルターゼなどを利用してデンプンを糖化し，ビール，ウイスキー，麦焼酎などの醸造に利用している。

（4）トウモロコシ

1）分類と種類

トウモロコシはイネ科の重要な穀物の一つで，生育期間が短く，高緯度の土地や高地でも栽培できる作物である。アメリカで全世界の30〜40％が生産され，わが国では需要の大部分を輸入している。

トウモロコシは，胚乳部のデンプン質の違いによりポップコーンなどの菓子に使用される**ポップ種**（爆裂種），コーングリッツやコーンスターチに使用される**フリント種**（硬粒種），コーンスターチやジャイアントコーンに加工される**ソフト種**（軟粒種），果皮がやわらかく甘味が強い**スイート種**（甘味種），大粒で飼料用コーンスターチに加工される**デント種**（馬歯種），主に食品工業用に使用される**ワキシー種**（もち種）の6種類に分類される。

2）性状と形態

種実の構造は，皮部，胚，胚乳部で構成されており，胚乳部はほかの穀類と比べて大きく12％を占めている。また，トウモロコシは品種によって形，性質，色沢などが異なる。

子実の色沢は外観上，白色，黄色，橙黄色，赤褐色，赤紫色，青色，緑色，紫黒色などさまざまである。この中で一番多く栽培されているのが，デント種の粒色が黄色のものである。

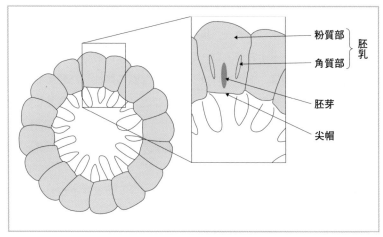

図2-6　トウモロコシの構造および断面図
（日本スターチ糖化工業会）

　種子の胚乳は，たんぱく質とデンプンを含む角質（硬質）胚乳と，たんぱく質を含まない粉質（軟質）胚乳とに分けられる。

3）成分特性と機能

　子実では，胚芽にたんぱく質と脂質が多く，デンプンは少ない。内胚乳のほとんどはデンプンであり，尖帽と果皮は主として繊維質が占める。また，トウモロコシの脂質は，ほとんどが胚芽中に存在する。水分は14.5％，炭水化物は全体の約70％を占め，スイート種ではショ糖や果糖などが3.5〜5.0％含まれる。ワキシー種はアミロペクチンが主成分となっている。たんぱく質は，主に内胚乳，胚芽にツェインが含まれている。アミノ酸スコアは34である。脂質は，主に胚芽部に存在し，胚芽は他の穀類と比較すると大きく，全粒の約12％含まれ，良質なトウモロコシ油（コーン油）に加工される。灰分のほとんどが胚芽中に存在し，カリウムとリンが多く含まれている。胚芽中には比較的多くのビタミンEが存在し，特にコーン油は比較的多く含んでいるため，酸化しにくい。

4）貯蔵・加工による成分変化

　トウモロコシは，原料の種類によって加工が異なる。デント種はコーンスターチの原料，フリント種は加工原料，ソフト種は菓子，スイート種は糖含量が

高く生食用，缶詰，冷凍，料理用などに利用されている。ワキシー種はもちなどの原料，ポップ種は主にバター，塩を加えて加熱，爆裂させ，ポップコーン菓子になる。また，ジャイアントコーンは，油で揚げたおつまみやポン菓子の原料となる。**コーン油**は，トウモロコシの胚芽部から搾油した製品である。

　トウモロコシを穀粒加工した**コーンミール**は製パン，製菓材料として，皮と胚芽を除去した**コーングリッツ**は製菓，スナック菓子，ビールの原料として，精製した**コーンフラワー**は製菓，スナック菓子，水産練り製品の原料として利用される。

　その他の加工品としては，コーンフレーク，コーンスターチなどがある。コーングリッツに調味液を加え，加熱加圧後，薄片状に押しつぶし，乾燥，焙焼して**コーンフレーク**が作られる。**コーンスターチ**は，トウモロコシから作ったデンプンでブドウ糖，水あめ，異性化糖の原料になる。

（5）そ　　ば

1）分類と種類

　そばはタデ科ソバ属の植物の種子で，中央アジア，中国雲南省西北部の山岳地域が原産地とされ，わが国へは奈良時代以前（8世紀以前）に中国から渡来したといわれている。そばは，山間地，やせ地，乾燥地，寒冷地で栽培され，救荒作物として重要な穀物である。主な生産地はロシア，中国，フランス（2018年FAO統計）などで，わが国では北海道，長野，栃木，茨城，東北（山形，福島）などである。しかし，そばの国内生産量は消費量の約20％にすぎないために諸外国からの輸入に頼っている。

2）性状と形態

　そば種子（玄そば）は，果皮（そば殻），種皮（甘皮），胚乳，胚（子葉）からなっており，三角稜形の黒褐色か灰白色で，中心部の胚乳部には白色のデンプン質を

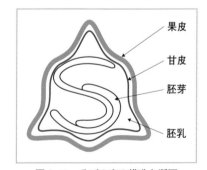

図2-7　そばの実の構造と断面

多く含み，胚はS字状に胚乳部に包まれている。製粉方法として，**石臼挽きと
ロール挽き**があり，大部分の製粉工場では，生産効率と品質を保持するために
ロール挽き機械製粉と石臼製粉方式を組み合わせている。そば粉は，玄そばが
最初に割れて出る粉が**はな粉**（打粉），**内層粉**（一番粉・更科：胚乳部のみの白
い粉），**中層粉**（二番粉：甘皮部分と胚乳部分の粉），**表層粉**（三番粉：甘皮と外皮
の混ざった粉），**末粉**（四番粉：さなご）に分類される。

3）成分特性と機能

　そばの炭水化物は，全粒（全層粉）中にデンプンが約63％で，不溶性の食物
繊維の割合が高い。たんぱく質は12％と，他の穀類よりも比較的多く含んでい
る。アミノ酸は，米，小麦などの穀類に少ないリジンやトリプトファンが多く，
アミノ酸スコアは全層粉100で穀類の中でも良質なたんぱく質を含んでいる。
脂質は約３％で少ない。灰分は全層粉でマグネシウム，リン，カリウム，亜鉛
が多い。また，そばにはルチンが100ｇ当たり約14〜15ｍｇ含まれている。ルチ
ン（ビタミンP）はポリフェノールの一種フラボノイドの一つであり，毛細血管
を強化する作用があり，脳梗塞，動脈硬化，血中コレステロール低下などの生
活習慣病の予防に効果があるといわれている。特に普通のそばよりルチンが約
100倍含まれる韃靼そばが注目されている。また，その他にアンギオテオシンⅠ
変換酵素阻害物質や抗酸化物質など，高血圧，動脈硬化に有効な機能性成分が
多く含まれている。しかし，そばを食材として利用する場合，特定原材料とな
るアレルゲンが存在し（そば種子に含まれる水溶性貯蔵たんぱく質といわれてい
る），食物アレルギーをもつ人は注意を要する。

4）貯蔵・加工による成分変化

　玄そばは製粉方法（図２−８）により粉の性状が異なり，石臼挽きではゆっく
り挽くため粉の品質の劣化が少ないといわれている。ロール挽きでは高速で回
転するため熱によって香りなどが失われるが，熱を抑える水冷ロール製粉が普
及している。また，そば粉にはもともと生菌数が多く，生めんにすると貯蔵中
に種々の酵素による劣化が生じやすい。ゆでめんは，水分が多いため貯蔵中に
デンプンの老化で食味が低下する。乾めんは乾燥方法によっては，品質に大き

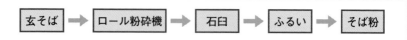

図2-8　そばの一般的製粉工程

く影響する。また密封したものは長期保存できるが，貯蔵中に硬く，もろく，粘りのない食感に変化する。

5）利用特性・加工品

　利用形態としては，全粒がそば米，そば茶，そば粥などに，そば粉がそば切り（めん），そばがきやパン，クッキーなどに利用される。日本でそば食の最初はそば米といわれ，これに米や雑穀を混ぜたそば飯，そば雑炊やそば粥として食べていたとされる。その後，そばを粉にして挽く石臼の普及によりそば粉食が広まり，めんはそば粉と**つなぎ**（小麦粉，ヤマイモ，卵白，海藻のフノリなど）の配合により，**同割**（5：5），**二八そば**（8：2），**十割そば**（そば粉のみ）などと呼ばれる。また，製粉したそば粉の種類によって，全粒粉（子葉や皮部が混合した粉）を原料とするそばは黒色で風味が濃厚な田舎蕎麦，抜き身の挽きぐるみを藪そば系，一番粉（胚乳部の多い粉）を原料とするそばは白色を呈した更科そばという。一般にそば屋では，二番粉と三番粉を混合した**並粉**（標準粉）が使用され，また，段階的に取り分けず三番粉までを挽き込んだ**挽きぐるみ**（全層粉）を使用している。めん製品には，生めん，ゆでめん，乾めん，冷凍めんなどがある。**生めん**は，めん生地をめん帯にしてからめん線に切り出したものである。**ゆでめん**は，生めんをゆでた後，水洗いして一食分ずつ包装したものである。**乾めん**は，生めんを自然乾燥または人工乾燥したものである。**冷凍めん**は，生めんをゆでた後に急速冷凍したものである。**そばがき**は，そば粉を熱湯で捏ね，もち状としたもので，つゆ，調味料，大根おろしなどをつけて食べる。**そば粥**は果皮を除いただけのそば米を炊いたものである。

（6）その他の穀類

1）分類と種類

日本では主食以外に利用している穀物を雑穀と称し，古来より重要な作物として栽培されている。ヒエ（稗），アワ（粟），キビ（黍），モロコシ（蜀黍），エンバク（燕麦），ライ麦，アマランサス，ハト麦などがある。現在の国内生産量は少なく，国内流通の多くが輸入品で，加工用として用いられている。

2）成分特性と機能性

近年，雑穀類は，穀物アレルギー疾患に対する米や小麦の代替穀物としての有効性と健康維持に役立つ生理機能が注目され，需要が増えている。

ヒエは耐寒性が強く，やせた土地でも栽培ができる救荒作物で，保存性がよく米と混ぜて炊飯，また，あめ，酒などの原料に用いられる（アミノ酸スコア27（Lys））。

アワは，ウルチ種がアワ粥，モチ種がアワもち，菓子用，またウルチ種とモチ種をそれぞれ米と混合したアワ飯など，糖化力を利用してもち，団子，あめ，菓子の原料や泡盛やアワ焼酎などに加工される（アミノ酸スコア38（Lys））。

キビは，ウルチ種とモチ種があり，搗精して米と混ぜて炊飯するか，穀粒の組織がもろいので製粉してキビ粉にして，もち，団子，菓子などに用いる（アミノ酸スコア27（Lys））。

モロコシは，日本ではコウリャン，タカキビと呼ばれる。種実は搗精して米と混ぜて炊飯，製粉してもち，団子，中国酒（高粱酒）の原料などに用いる。

エンバクはオート麦またはカラス麦と呼ばれ，果皮と種皮を除き，蒸してロールで圧扁したロールドオーツ（押麦）と精白して炒ってひき割にしたオートミールとがある。ロシアではカーシャ（粥）として，欧米では朝食用シリアルとして牛乳や水で膨潤させ，果物やナッツを混ぜたミューズリーとして広く食べられ，ビスケットや健康食品，パン製品，ウイスキーなどの原料としても用いられている。また，食物繊維が他の穀類に比べて多く，たんぱく質含量が多く，アミノ酸スコアは87（Lys）である。

ライ麦は，北欧諸国やロシアなどでは黒パン用，ポーランドではウオッカの

表2-3　ドイツのパンの規格

	Weizenbrot ヴァイツェンブロート （小麦パン）	Weizenmischbrot ヴァイツェンミッシュブロート （ミックス小麦パン）	Roggenmischbrot ロッゲンミッシュブロート （ミックスライ麦パン）	Roggenbrot ロッゲンブロート （ライ麦パン）
小麦粉	90〜100%	50〜89%	11〜50%	0〜10%
ライ麦粉	0〜10%	11〜50%	50〜89%	90〜100%

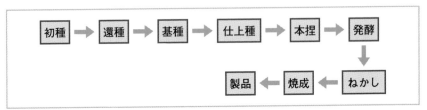

図2-9　ライ麦パンの製造工程

原料として用いられている。ドイツ，フランスでは，ライ麦と小麦の配合比率によりパンの種類が明確に分けられている（表2-3）。粉にはグルテン質が少ないので，スターターに乳酸菌と酵母からなるサワードウといわれる生地種を使用し，中種法に似た製造工程で作られる（アミノ酸スコア75（Lys，全粒粉））。

　アマランサスは，たんぱく質が多く，アミノ酸バランスがよく，カルシウムや鉄などのミネラルも豊富に含んでいるので，米や麦アレルギーのグルテンフリー代替食品としても利用されている。アミノ酸スコアは100である。

　ハト麦は，精白して飯やパンなどに混ぜ込んだり，漢方薬（ヨクイニン）として用いられている。日本では主に穀粒を殻つきのまま焙煎し，ハト麦茶の原料として飲用されている（アミノ酸スコア33（Lys））。

　キヌアは南米アンデス地域発祥の穀物で，必須アミノ酸のバランスがよくアミノ酸スコアは95（第一制限アミノ酸，ロイシン（Leu））で，ビタミンB群，ミネラルが豊富なため白米に混ぜて炊いたり，スープにしたり，製粉してパンに混ぜ込んだりして用いられている。

2．イモおよびデンプン類

（1）ジャガイモ

1）分　　類

馬鈴薯と呼ぶこともある。1年中収穫されるが，旬は5～6月と9～12月頃である。粉質イモとして**男爵**や農林1号がある。ホクホクとした食感が得られるため，マッシュポテトや粉ふきイモに適している。男爵は球形でところどころにくぼみがある。淡黄色の皮をむくと白い肉が見える。粘質イモとして**メークイーン**や紅丸がある。煮崩れしにくく煮物に適している。メークイーンは楕円形で肉は黄色みがかっている。5℃前後で貯蔵するのがよい。

2）成　　分

水分は約80％，炭水化物は約17％であり，そのほとんどがデンプンである。ビタミンCは28 mg/100 g程度含まれ，加熱後も約80％残存するのでビタミンCのよい給源となる。ソラニンという有毒のアルカロイド（天然由来の有機化合物）を含む。芽や緑色化した部分に多く，調理の際に取り除く必要がある。

3）加　　工

ジャガイモを拍子切りにして油で揚げるフライドポテトや，ジャガイモを薄くスライスして油で揚げるポテトチップスなどに利用される。コロッケにも使われる。皮をむいて放置すると酸化し褐色に変化するので，水につけるなど空気に触れないようにする。

4）デンプン

洗浄したジャガイモを細かく砕く。その後遠心分離器でデンプン以外の成分を除去する。さらに脱水，乾燥を経てジャガイモデンプンを得る。ジャガイモのデンプン粒子は比較的大きいので，糊化温度が低く透明で粘着性の大きい糊液が得られる。水産練り製品，はるさめ，オブラート，片栗粉として利用される。

（2）サツマイモ

1）分　　類

甘藷と呼ぶこともある。9～11月が旬である。鳴門金時，農林1号，紅あずま，安納イモなどがある。原産地は中南米で，名前の由来は17世紀に薩摩（鹿児島）に伝えられたことによる。わが国での主産地は比較的温暖な茨城県，鹿児島県や千葉県などである。

2）成　　分

水分は約65％，炭水化物は約33％であり，その多くがデンプンである。デンプンの構成要素であるアミロースに比べアミロペクチンが多い品種では，蒸煮によって粘性が高くなる。デンプン以外には，デキストリン，ショ糖，ブドウ糖を含んでいる。このため菓子など副食として利用されることが多い。可食部の黄色はカロテノイド系の色で，皮や可食部の紫色はアントシアン系の色である。サツマイモを切断すると，断面から白い乳液が出るが，この成分は樹脂配糖体のヤラピンで下剤作用があり未熟のときに多い。

3）加　　工

サツマイモに含まれるデンプン分解酵素（β-アミラーゼ）は加熱中にデンプンを分解し麦芽糖（マルトース）を生成する。β-アミラーゼは50～55℃で最も強く作用する。石焼きイモが甘いのはこのためである。サツマイモとともに焼きミョウバンを加えてゆでると変色を防いで，きれいなきんとんを作ることができる。その他，蒸しイモ，干しイモ，かりん糖，マッシュスイートポテト，砂糖漬，デンプン，焼酎などに利用される。

4）デンプン

サツマイモのデンプン粒子はジャガイモのデンプン粒子よりも小型である。そのため糊化温度はやや高く80℃である。すべての粒子は完全に糊化するので，デンプンの分解酵素（糖化酵素）により糖化しやすい。

（3）サトイモ

1）分　類

　熱帯地方ではタロと呼ばれ広く栽培されている。日本では家のまわりで栽培されるので「里芋」と呼ばれるようになった。原産地はインドやインドネシア半島といわれている。日本では耐寒性のものが全国的に栽培されている。イモのでき方から親イモの部分と，子イモの部分に分けて呼んでいる。親イモを利用する品種としては，**タケノコイモ，赤芽，セレベス**などがあり，子イモを利用する品種としては，**石川早生，土垂れ**がある。親イモと子イモを分けずに利用する品種としては，**ヤツガシラ**が知られている。旬は10〜11月である。

2）成　分

　水分は約84％で，炭水化物は約13％と少ない。イモ類の中ではエネルギー値が低い。特有の粘りは主にガラクタン，マンナンという多糖類である。かゆみを感じるのは，シュウ酸カルシウムの針状結晶が皮膚を刺激するためである。

3）加　工

　サトイモは缶詰や冷凍する以外の加工品は少ない。煮しめ，含め煮，煮ころがしなど，煮物かおでん，汁物などに使用される。葉柄は芋がらともいわれ，茎を乾燥させ，味噌汁の具材などに用いられている。

（4）キャッサバ

1）分　類

　ブラジル原産の植物で，熱帯地方では重要なデンプン源となる。地下に5〜10個の細長い根塊（イモ）がつき，デンプンが蓄積する。

2）成　分

　苦味種は有毒の青酸配糖体（リナマリン）を甘味種より多く含む。リマナリンはリナマラーゼにより配糖体がはずれて青酸を生じ，食中毒を発生させる。

3）加　工

　甘味種では外皮に含まれるリナマリンが少ないので，乾燥した後，粉砕しキャッサバ粉として，パンや菓子などに用いられる。苦味種は水洗いしリナマリ

ンを除いて，デンプン原料とする。

4）デンプン

　デンプン粒子はサツマイモデンプンに似ており小型である。加熱で水を吸ってふくらみやすい。糊液は透明性が高く，そのまま放置しても固まりにくい特性がある。食品の増粘剤として利用されることもある。デンプンを湿度の高い状態で加熱し，完全に糊化する前で取り出す。これを乾燥した後，粉状にしたものが**タピオカ**と呼ばれる。

（5）コンニャクイモ

　主産地は群馬県で約90％を占める。収穫までに3〜4年が必要である。生のコンニャクイモに含まれるのはグルコマンナンと呼ばれる水溶性の食物繊維である。洗浄した生イモを薄い輪切りにしてから乾燥して粉（荒粉）にし，その後さらに細かく粉にしたものが**精粉**（せいこ）と呼ばれる。この精粉に水を加えてかき混ぜ，粘りの出たところで水酸化カルシウムを加えて固める。これがコンニャクである。その形状により，板コンニャク，玉コンニャク，シラタキなどがある。コンニャクの約97％は水分で，残りのほとんどはグルコマンナンが凝固した不溶性の食物繊維である。

（6）ヤマノイモ類

　何種類かのイモ類の総称である。**自然薯**（じねんじょ）は，日本原産で細長く伸びて山野に自生する。粘りがとても強い。ナガイモは5cm以上の太さで，1mほどにも長く伸びる。水分が多く粘りは少ない。酢の物やめん類のつなぎとして利用される。**イチョウイモ**（関東では大和芋と呼ばれる）は下部が指のように分かれている。ほどよい粘性で味がよいのでとろろ汁などに利用される。粘質物はマンナンと糖たんぱく質からなる。他に塊形の**ツクネイモ**（関西では大和芋と呼ばれる）などがある。粘性が強いので，加工用としての用途は広い。和菓子（かるかん，じょうよまんじゅう），お好み焼き，練り製品（はんぺん，かまぼこ），アイスクリームなどに利用されている。

3

豆類・種実類と加工食品

★ 概要とねらい

　豆類は，マメ科の植物の種子やさやである。日本の伝統的な食には欠かすことができない。正月の黒豆や節分の炒り豆，彼岸のぼた餅やおはぎ，お祝い事には赤飯などがある。

　たんぱく質と脂質が多く炭水化物が少ない大豆，たんぱく質と炭水化物が多く脂質が少ない小豆やソラマメなどがある。食物繊維は10％ほど含んでいる。水分は15％程度と少なく保存性がよい。大豆はさまざまな食品に加工される。また，イソフラボンなどの機能性成分を含むことも注目される。

　種実類は，穀類と豆類を除いた植物の種実を食用とする食品でナッツ類とも呼ばれる。そのまま食用にしたり油脂の原料とする。脂質を多く含むゴマ，アーモンド，クルミや，デンプンを多く含むクリ，ギンナンなどがある。ビタミン，無機質を多く含み，特有の香りと歯ざわりがある。

　ここでは，豆類・種実類の分類，成分，加工方法について基礎的な知識を修得する。

1．豆　　類

　豆には多くの種類がある（図3－1）。豆類は炭水化物，たんぱく質または食物繊維を多く含み，穀類と同様に重要な食糧源である。たんぱく質は動物性たんぱく質と同様に良質で必須アミノ酸が多い。また，水分含量が15％程度と低く保存性が高い。日本で消費される代表的な豆類は，大豆，小豆，ササゲ，インゲンマメ，エンドウ，ソラマメ，リョクトウなどである。そのうち大豆，ラッカセイはたんぱく質と脂質を多く含み，炭水化物が少ない。小豆，ソラマメ，エンドウはたんぱく質と炭水化物が多く，脂質が少ないという特徴がある。大豆から豆腐，納豆，油揚げなどさまざまな加工品が製造される。また，脂質の少ない小豆やインゲンマメからは，あん（餡）が製造される。

　植物の種実を食用とする食品から，穀類と豆類を除いたものが種実類である。アーモンド，ゴマ，クルミなどは脂質が約50〜70％と高く，たんぱく質も約20％程度含む。脂質が多く油脂の原料となったり，そのまま食用にしたりする。クリ，ギンナンなどは，炭水化物を30〜40％程度も含むが，脂質はわずか1％程度しか含まない。クリはマロングラッセや栗きんとんなどに使われる。

（1）大　　豆

1）分　　類

　大豆は，栽培時期により夏大豆（4〜5月に種をまいて7〜8月に収穫），中間型大豆，秋大豆（6〜7月に種をまいて11〜12月に収穫）と分類されたり，大きさにより極大粒（100粒重45g以上），大粒（同45〜35g），中粒（同35〜25g），小粒（同25〜15g），極小粒（同15g以下）と分類されたりする。種皮の色は黄色（黄大豆）が最も多く，次いで黒色（黒大豆），青色（青大豆）が多い。この他，赤色（赤大豆）や茶色（茶大豆），2色型などがある。

2）成　　分

　たんぱく質を30％，脂質を20％程度含む。アミノ酸組成は良質で，体にとっ

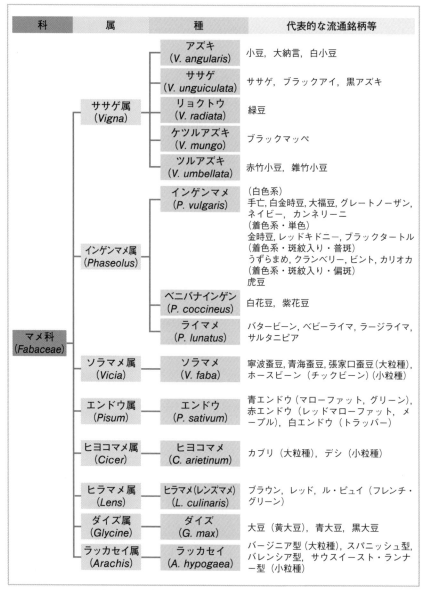

科	属	種	代表的な流通銘柄等
マメ科 (Fabaceae)	ササゲ属 (Vigna)	アズキ (V. angularis)	小豆, 大納言, 白小豆
		ササゲ (V. unguiculata)	ササゲ, ブラックアイ, 黒アズキ
		リョクトウ (V. radiata)	緑豆
		ケツルアズキ (V. mungo)	ブラックマッペ
		ツルアズキ (V. umbellata)	赤竹小豆, 雑竹小豆
	インゲンマメ属 (Phaseolus)	インゲンマメ (P. vulgaris)	(白色系) 手亡, 白金時豆, 大福豆, グレートノーザン, ネイビー, カンネリーニ (着色系・単色) 金時豆, レッドキドニー, ブラックタートル (着色系・斑紋入り・普斑) うずらまめ, クランベリー, ピント, カリオカ (着色系・斑紋入り・偏斑) 虎豆
		ベニバナインゲン (P. coccineus)	白花豆, 紫花豆
		ライマメ (P. lunatus)	バタービーン, ベビーリマ, ラージリマ, サルタニピア
	ソラマメ属 (Vicia)	ソラマメ (V. faba)	寧波蚕豆, 青海蚕豆, 張家口蚕豆(大粒種), ホースビーン (チックビーン) (小粒種)
	エンドウ属 (Pisum)	エンドウ (P. sativum)	青エンドウ (マローファット, グリーン), 赤エンドウ (レッドマローファット, メープル), 白エンドウ (トラッパー)
	ヒヨコマメ属 (Cicer)	ヒヨコマメ (C. arietinum)	カブリ (大粒種), デシ (小粒種)
	ヒラマメ属 (Lens)	ヒラマメ(レンズマメ) (L. culinaris)	ブラウン, レッド, ル・ピュイ (フレンチ・グリーン)
	ダイズ属 (Glycine)	ダイズ (G. max)	大豆 (黄大豆), 青大豆, 黒大豆
	ラッカセイ属 (Arachis)	ラッカセイ (A. hypogaea)	バージニア型 (大粒種), スパニッシュ型, バレンシア型, サウスイースト・ランナー型 (小粒種)

図3-1 日本で流通している主な豆の種類 (分類図)
(日本豆類協会ホームページ)

て必要な必須アミノ酸を全て含んでおり，肉類と同等であることから「畑の肉」とも呼ばれる。炭水化物は30％程度で，その６割ほどが食物繊維である（全体の18％ほど）。国内産の黄色大豆は高たんぱく質，高糖質であり，味噌，醤油，納豆，豆腐などの原料として用いられる。青色大豆はきな粉や菓子類用に，黒色大豆は煮豆用に用いられる。アメリカ産大豆は，日本産や中国産に比べ高脂質で，たんぱく質や糖質の含量が少なく油の原料として使われる。

３）加　　工

大豆を原料とした加工品の一覧を図３－２に示す。

４）豆乳，おからの製法

①　豆　乳　　大豆を一昼夜，水に浸漬し膨潤させ，さらに水を加えて摩砕したものを呉という。この呉を加熱してろ過した液が豆乳である。この絞り粕がおからであり，うの花，雪花菜ともいう。

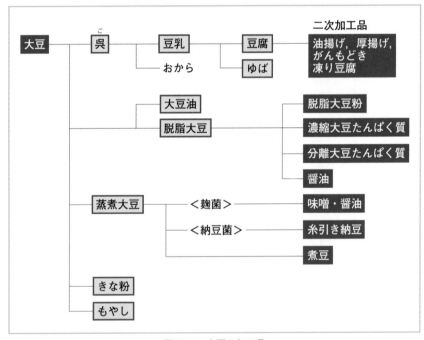

図3-2　大豆の加工品

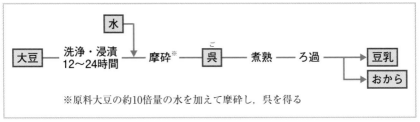

図3-3　豆乳の製法

　日本農林規格（JAS）は豆乳類を，豆乳，調製豆乳，豆乳飲料の3つに分類している。大豆固形分が8％以上を豆乳，大豆固形分が6％以上であって大豆油や砂糖，食塩などの調味料を加えたものを調製豆乳，大豆固形分が4％以上であり，その他果汁や乳などを加えたものを豆乳飲料としている。

　②　**おから**　　　呉から豆乳を絞った後の残渣である。食物繊維に富み，少量のたんぱく質，脂質を含んでいる。腐りやすいので冷蔵し，早めに使用する必要がある。

5）豆腐の製法

　豆腐は，豆乳に凝固剤を添加して凝固させたものである。豆乳の濃度や製法により，木綿豆腐，絹ごし豆腐，充填豆腐，ソフト豆腐などがある。沖縄に独特の沖縄豆腐，ゆし豆腐がある。また，油揚げなどの二次加工品も多い。凝固剤には硫酸カルシウム，塩化マグネシウム（にがり），グルコノデルタラクトン，塩化カルシウムなどが使われている。

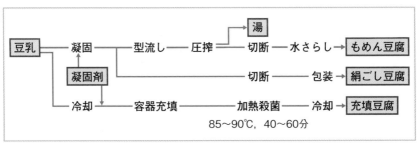

図3-4　豆腐の製法

①　**木綿豆腐**　　豆乳に凝固剤を加えて凝固させたものをいったん崩す。その上澄を除いた後，穴のあいた型箱に木綿布を敷き，そこに移す（型流し）。さらに，圧搾，成型（切断）した最も一般的な豆腐で，豆腐の表面に布目があり，原料大豆の約４倍の製品が得られる。湯豆腐，煮物，田楽などに広く用いられる。また，この木綿豆腐から油揚げ，厚揚げ，がんもどき，凍り豆腐などの二次加工品が作られる。

②　**絹ごし豆腐**　　木綿豆腐より濃い豆乳を使う。木綿豆腐に使う豆乳は原料大豆の約10倍の水を加えているが，絹ごし豆腐の場合は，原料大豆の約５～６倍程度の水しか加えていない豆乳を使う。その豆乳を凝固剤と混合して，穴のない型箱または容器に入れてゲル状に凝固したものが絹ごし豆腐である。組織が均一であり，なめらかだが，水分が多く，壊れやすい。

③　**充填豆腐**　　豆乳に凝固剤を加えてプラスチックの角型容器などに注入し，密閉後，加熱して凝固殺菌させたものである。絹ごし豆腐に似た舌ざわりがある。充填豆腐には超高温短時間殺菌（UHT）した豆乳から製造する無菌充填豆腐があり，保存性が高い。

④　**ソフト豆腐**　　加水量を原料大豆の７倍程度にして，木綿豆腐のように作るが，圧しを軽くし，木綿豆腐と絹ごし豆腐の中間のかたさにしたもの。

⑤　**沖縄豆腐**　　加水量の少なめの豆乳で木綿豆腐のように作り，かたく絞ったもの。硬豆腐といわれる。

⑥　**ゆし豆腐**　　沖縄独特の豆腐で，豆腐製造と同様に豆乳ににがりを加えるが，その後，型にはめずに固めたもの。ポロポロとしており，醤油をかけてそのまま食べたり，味噌汁の具にしたりする。

6）湯葉，凍り豆腐，油揚げ，がんもどきの製法

①　**湯葉（ゆば）**　　濃い豆乳を80℃以上の温度で加熱し続けることによって表面に生じたたんぱく質の薄い皮膜をすくい上げたもの。そのままのものを**生ゆば**，成型乾燥したものを**乾ゆば**という。乾ゆばの成分はたんぱく質50.4％，脂質32.1％，炭水化物7.2％である。

②　**凍り豆腐**　　高野豆腐，凍み豆腐ともいう。従来は，冬の夜の間に，切

った豆腐を寒風にさらして凍らせて，翌日の昼間に自然解凍する。これを繰り返すことで作っていた。現在は，10〜15倍加水量の薄い豆乳に凝固剤を添加して豆腐を作った後，凍らせる。その後，2〜3週間，−2〜−3℃の低温に保蔵することで凍結変性させてスポンジ化する。それを解凍，脱水，乾燥したものである。煮物，すしの具，茶わん蒸し，すき焼きなどに用いられる。

③　**油揚げ**　木綿豆腐よりやや薄い濃度の豆乳からかための豆腐を作る。布を敷いた板の上に，薄く切って並べ水切りをする。その後，110〜120℃の低温で一度揚げ，次に180〜200℃の高温で表面をからりと二度揚げする。

④　**がんもどき**　木綿豆腐を布袋の中で崩し，つなぎにヤマノイモ粉を加え，粘りが出るまでよく練る。ニンジン，昆布などを練り合わせ，油揚げと同じように二度揚げする。あぶってショウガ醤油で食べたりする。

7）納豆の製法

納豆は大豆の発酵食品で，糸引き納豆と寺納豆（塩納豆）があるが，この2種は，使用する微生物や製法が全く異なる。

①　**糸引き納豆**　やわらかく煮た大豆を70〜80℃の熱いうちに納豆菌（*Bacillus subtilis*：バシラス・サチリスの変種）を噴霧接種し，容器に入れて40〜45℃で16〜20時間，好気的条件で発酵させる。発酵後10℃以下に冷却して製品とする。納豆の粘質物はグルタミン酸が10,000個以上直鎖状につながった高分子（ポリグルタミン酸）で，これが糸を引くことから糸引き納豆といわれる。また，カルシウムの吸収を促進する特定保健用食品の成分にもなっている。含まれるナットウキナーゼは，血栓の主成分であるフィブリンを分解する，血栓溶解酵素であるウロキナーゼの前駆体（プロウロキナーゼ）を活性化するなどの働

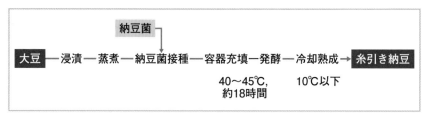

図3-5　糸引き納豆の製法

きが知られており，心筋梗塞や脳梗塞の予防に効果があるとされる。ビタミンB_2と血液凝固を促進するビタミンK（メナキノン）を多く含んでいる。

② **引き割り納豆**　　大豆を引き割って（1/4〜1/6）種皮を除いて作った糸引き納豆。小粒大豆のように作る。

③ **寺納豆**　　塩辛納豆，塩納豆，浜納豆ともいう。蒸煮した大豆にアスペルギルス属の麹カビを主発酵菌として用いる。香煎を加えて作った豆麹を，塩水中に仕込み，1〜6か月熟成させたもの。禅寺の厨房で作られたので寺納豆といわれる。現在，京都の大徳寺，一休寺，浜名湖畔の大福寺付近などで作られている。

④ **五斗納豆**　　納豆の二次加工品で，糸引き納豆に塩をまぶした米麹を加えて発酵させたもの。山形県米沢地方の郷土食。「雪割り納豆」の名で市販されている。

8）大豆たんぱく質食品

　大豆から油を搾った残りを脱脂大豆と呼ぶ。この脱脂大豆には高濃度のたんぱく質が含まれている。脱脂大豆からは，醤油が製造される他，さまざまな性状の分離・加工した大豆たんぱく質が作られ，それが種々の加工食品の製造に利用されている。

① **脱脂大豆粉**（たんぱく質含量50〜60％）　　脱脂した大豆を粉末状にしたもの。パン・ドーナッツ，菓子，めん類などに用いられる。

② **濃縮大豆たんぱく質**（たんぱく質含量60〜85％）　　脱脂大豆粉からたんぱく質以外の成分を除去し，乾燥したもの。パン・菓子・畜肉・魚肉加工品などに用いられる。

③ **分離大豆たんぱく質**（たんぱく質含量85％）　　脱脂大豆粉を弱アルカリ水溶液につけることでたんぱく質を抽出する。その後，遠心分離により繊維分を除去し，酸沈殿して乾燥させたもの。プレスハム，ハンバーグ，シューマイ，竹輪，魚肉ソーセージ，冷凍すり身などに多用されている。

④ **組織状大豆たんぱく質**　　分離大豆たんぱく質からエクストルーダー（押出し成型機）により繊維状の大豆たんぱく質を作る。肉と同様のテクスチャ

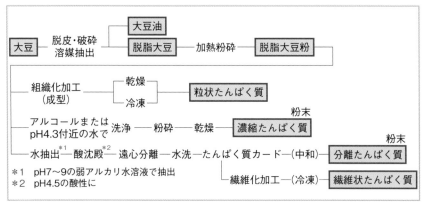

図3-6　大豆たんぱく製品の製法

ー（食感など）が得られる。冷凍食品，レトルト食品，惣菜類などの加工用素材として利用されている。

9）き な 粉

大豆をゆっくり焙煎した後，大豆全粒を粉末にするものと，外皮を除いて粉砕したものがある。焙煎により酵素の失活や脱臭ができ，消化性も向上する。

（2）小　　　豆

1）分　　　類

小豆には粒が大きい**大納言**（アカネダイナゴン，丹波大納言など）と小〜中粒の**普通小豆**（エリモショウズ，サホロショウズ，中納言など）と，その他の小豆がある。また，種実の形には，円筒形（両端が丸い），短円筒形，球形，楕円形のものがある。一方，種皮の色は，小豆色が多いが，灰色，黒色黄褐色や，斑紋のあるものなどがある。

2）成　　　分

たんぱく質を20％程度含む。炭水化物を約60％含み，脂質は２％ほどと少ない。たんぱく質は比較的良質でアミノ酸価は100である。炭水化物のうち約70％がデンプンであり，15％程度は食物繊維である。脂質ではリン脂質を多く含み約25％である。

3）加　　工

大納言小豆は赤色の濃い大粒の小豆であり，粒あんや甘納豆に利用される。普通小豆は，あん，和菓子，赤飯に用いられる。

4）あ　　ん

あんができるのは，凝固したたんぱく質がデンプン粒子を覆い，糊化したデンプンが溶出しないからである。あんのできる食品のデンプン糊化温度は高く，小豆72℃，インゲンマメ73℃，ソラマメ67℃である。またデンプン量が多めである。大豆ではデンプンがほとんどなく，落花生では約4.5％と少ないため，あんができない。しかし，エダマメにはデンプンが含まれているため，ずんだあんが作られる。製法の違いにより，**生あん**，**乾燥あん**，**ねりあん**と呼ばれる。あんは，豆の状態から**粒あん**，**つぶしあん**，**こしあん**に分けることもできる。また，インゲンマメは白あん，エンドウマメはうぐいすあんになる。原料の豆の品質が，あんの品質へ大きな影響を与える。

①　**生あん**　　水に浸し膨潤したマメを蒸煮し，すりつぶす。その後，あんこし機などで皮を除去したもの。

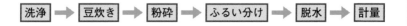

図3-7　生あんの製法

②　**乾燥あん（さらしあん）**　　生あんを水にさらす。沈殿したあん粒子を脱水，乾燥したもの。乾燥あんの賞味期間は1年である。

③　**練りあん**　　生あんや乾燥あんに，砂糖などを加えて練り上げたもの。砂糖を多め（50％近く）に加えたあんは防腐性がある。

④　**小倉あん**　　生あんにシロップ漬けした煮豆を練りこんだもの。

（3）インゲンマメ

手亡，金時，白金時，高級菜豆（大福マメ，トラマメ，ウズラマメ，ハナマメ）

などの種類がある。粒の色つやのよいものが品質がよい。手亡は白あんやポークビーンズに，**金時**は煮豆，甘納豆に，**大福マメ**は煮豆，きんとん用に，トラマメは高級煮豆に，シロハナマメは甘納豆に用いられる。

(4) ソラマメ

粒の色つやのよいものが品質がよい。塩ゆでにしたり，油であげてフライビーンズにする。甘納豆，製あんにも用いられる。

(5) モ ヤ シ

原料種子を一夜，水に浸けて吸水させ，暗所で発芽させて作る。モヤシは種子にはなかったビタミンCが発芽中に生成される。原料豆にブラックマッペ（ケツルアズキともいう），リョクトウ，大豆が一般的に使われる。野菜と同じように浸し，炒め物，和え物，サラダなどにされる。

(6) はるさめ

もともとは中国でリョクトウデンプンから作った乾燥食品で，中国語で粉条と呼ばれている。はるさめの名称は日本でつけられたものである。ジャガイモやサツマイモのデンプンからの製法は日本で開発され，現在は普通はるさめと呼ばれている。奈良県が主産地である。現在，その両方の製品が市販されている。吸い物，煮しめ，鍋物，すき焼き，酢の物などにされる。

1）リョクトウはるさめ

リョクトウ（緑豆）を水に浸けて膨潤，摩砕などしてデンプンを抽出する。これに熱湯を加えて糊化させた後，未糊化のデンプンを加えてよく練る。これを多孔型から熱湯中に押し出し，めん状にする。これを凍結－解凍－乾燥したものである。冷凍処理により，調理時の煮くずれを防ぐ。

2）普通はるさめ

ジャガイモやサツマイモのデンプンを原料に製造しためん類で，製造法に冷凍法と非冷凍法がある。冷凍法はデンプンの一部を糊化後，よく捏ね，熱湯中

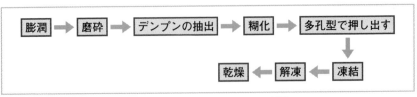

図3-8　リョクトウはるさめの製法

に糸状に押し出す。その後，凝固，冷却，凍結（－7～－10℃）。さらに解凍，乾燥させる。冷凍法による製品は，煮汁はしみやすくなるが，長時間煮ると形状が崩れやすい。非冷凍法はデンプンを加熱処理によって糊化後，熟成，裁断して乾燥させる。鍋物，酢の物，吸い物などに用いられる。

（7）その他の豆類

その他，主要な豆類として，みつ豆の原料となるエンドウ，赤飯や甘納豆の原料となるササゲ，カレーに加えられるレンズマメ，スープや炒り豆として利用されるヒヨコマメなどがある。

2．種 実 類

（1）ラッカセイ

1）分　　類

日本食品標準成分表では種実類に分類されるが，マメ科の植物である。原産地は南米だが，中国経由で日本に入ってきたことから南京豆ともいわれる。また，開花後に子房柄が下に伸びて地中にもぐり込み，地中で結実するので落花生（ラッカセイ）と呼ばれる。英語でpeanutである。**大粒種（バージニア型）**と**小粒種（スパニッシュ型，バレンシア型**など）がある。

2）成　　分

他の豆類に比べ脂質が47.0％と多い。オレイン酸とリノール酸など不飽和脂肪酸が多い。たんぱく質は25.2％である。大豆とともに主要な油の原料で，生

産量の約50％が製油に利用される。食物アレルギーの特定原材料である。

3）加　　工

　大粒種は味がよいので食用に，小粒種はピーナッツバターやクリームの加工用にされる。煎りラッカセイは通年出回っているが，生ラッカセイは8月下旬〜9月に出回り，殻ごとゆでて薄皮ごと食べる。菓子の原料にも利用される。

（2）ゴ　　マ

　種子の皮の色によって黒，白，金の3種類に大きく分けられる。黒ゴマは香りが強いので料理のアクセントに使われる。白ゴマはマイルドな味でクセがない。黒ゴマより油脂が多くゴマ油の原料となる。金ゴマは白ゴマや黒ゴマより脂質が多く，香りが高く，トルコ産が有名である。ゴマをすったすりゴマ，ゴマをすり続けてペースト状になった練りゴマがある。ゴマ豆腐は，よくすりつぶしたゴマと葛粉を水で溶いて火にかけて練り，豆腐状に固めたものである。ゴマ油には，焙煎したゴマを圧搾した焙煎ゴマ油と，焙煎しないゴマを圧搾，抽出した粗油を脱酸，脱色，脱臭したゴマサラダ油がある。焙煎ゴマ油は焙煎によって独特な香りと色を持つ。ゴマサラダ油は，色がないことを強調するために太白油とも呼ばれる。ゴマ油はセサミノールやセサモールの作用により酸化されにくく，フライ料理にしても γ-トコフェロールはほとんど分解されていない。

（3）ク　　リ

　ニホングリは，チュウゴクグリと異なり，果肉と外皮の間にある渋皮が果肉にはりついてむきにくい。チュウゴクグリは，小粒で甘みが強く渋皮がむきやすく「天津甘栗」に使われる。ヨーロッパグリは，大粒で，マロングラッセなどの洋菓子や焼きグリに利用される。種実類としては珍しく，可食部の子葉（生）の主成分はデンプンで，ニホングリでは約26％含まれる。渋皮と果肉の間にタンニンが多く，加工時の褐変の原因となる。

【マロングラッセの製法】

　皮付きのままクリを蒸した後，皮と渋皮をむきガーゼで包んで水に浸す。ゆでてクリがやわらかくなったら砂糖を加え火を止め放置する。数回に分け加熱し砂糖を加え糖分をクリに浸透させる。マロングラッセにはフランス産やイタリア産のクリが適しているといわれる。

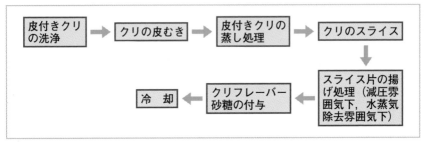

図3-9　マロングラッセの製法

（4）その他の種実類

　その他の種実類を表3-1に示す。

表3-1　種実類の特徴

名　称	栄養的特徴	利用方法
クルミ	脂質約69%。そのうちリノール酸が約61%。たんぱく質約15%	炒って菓子や中華料理
ぎんなん	炭水化物約35%。ビタミンCが多く約23 mg/100 g	茶碗蒸し
アーモンド	カルシウム，鉄，ビタミンB_2，ビタミンEが豊富	洋菓子の材料や，料理の香り付け
カシューナッツ	ビタミンB_1，B_2が豊富	炒って，つまみや中華料理
ピスタチオ	ビタミンB_1が多い	殻付きで炒って，つまみとして
マカデミアナッツ	脂質約77%。カリウム300 mg/100 g含む	塩炒りでつまみに。アイスクリームに入れるなど
ヘーゼルナッツ	脂質約70%	菓子や油の原料

4 野菜類・果実類・キノコ類と加工食品

★ 概要とねらい

　野菜類，果実類，キノコ類はビタミン，無機質，食物繊維が豊富で，体の健康維持には欠かせない食品である。また，ポリフェノールやカロテノイドをはじめ多くの機能性成分を含み，注目を浴びている食品でもある。

　これらは栄養機能，体調調節機能以外に嗜好機能として，緑や赤，黄色などの色素成分を有し，食卓に彩りを添えてくれる。また特有の香り成分，甘味，酸味，うま味，苦味などの味成分や，歯ごたえなどのテクスチャーは料理においしさを与えてくれる。また旬の野菜類，果実類，キノコ類からは，四季の移り変わりを感じることができ，これらは豊かな食生活を支えてくれる食品であることが理解できよう。

　この章では，はじめに植物性食品の中でも代表的な野菜類・果実類・キノコ類について，それぞれの生鮮品の分類や種類について概説する。次にこれらの食品の成分特性とその機能について説明する。特に果実類については追熟と追熟抑制についても触れる。加工品については，野菜類・果実類はそれぞれの特性を活かした加工品の数が多いので，代表的な種類や製法を，キノコ類とともに概説する。

　野菜類・果実類・キノコ類は種類も多く成分も多岐にわたるが，毎日の食生活で必ず摂取されるべき食品でもあるので，フードスペシャリストとして最低限の基礎的な知識をしっかりと身につけてほしい。

1. 野 菜 類

　野菜（vegetable）とは，食用の草本植物の総称であり，もともとは栽培され
たものではない自生のものを野菜，山菜と呼び，栽培作物は蔬菜と呼ばれてい
た。現在では野草や山菜も栽培されるものがあり，蔬菜と野菜は同義語となっ
ている。また蔬菜の「蔬」の漢字が常用漢字ではないことから，一般的には「野
菜」の言葉が「蔬菜」に変わって使われるようになった。

　ヒトは野菜の葉や茎，花，蕾，果実，根などを副食として利用している。し
かし野菜の明確な定義はなく，例えばスイカ，メロン，イチゴは一般に市場や
日本食品標準成分表，国民健康・栄養調査では果実類として分類され，園芸分
野や農林水産省の野菜生産出荷統計では野菜類に分類されている。また成分表
では「野菜類」とは別に「イモ類」「マメ類」があるが，これらも野菜として扱
われることが多い。他にも野菜は草本食物だけでなく，木本性植物の山椒の葉
やタラの芽，ワラビ，ゼンマイ，コゴミなどの山菜も野菜に含めている。

（1）生鮮野菜類

1）分類と種類

　野菜の分類には食用とする部位の違いからの分類（表4－1），緑黄色野菜，
淡色野菜のようにカロテン含有量の差による分類などがある。緑黄色野菜は可
食部100 g当たりに含まれるβ-カロテン含量が600 μg以上のものを指すが，そ

表4-1　利用する部位による野菜の分類

分類	主な野菜名
根菜類	カブ，ダイコン，ニンジン，ゴボウ，レンコン
茎菜類	アスパラガス，タマネギ，ウド，タケノコ，フキ，ニンニク
葉菜類	キャベツ，レタス，ハクサイ，ホウレンソウ，ネギ，コマツナ
果菜類	キュウリ，トマト，ナス，ピーマン，カボチャ，ニガウリ
花菜類	ブロッコリー，カリフラワー，ナバナ，ミョウガ

表4-2　緑黄色野菜の種類

アサツキ，アシタバ，アスパラガス，インゲンマメ（サヤインゲン），エンダイブ，トウミョウ，サヤエンドウ，オオサカシロナ，オカヒジキ，オクラ，カブ（葉），日本カボチャ，西洋カボチャ，カラシナ，ギョウジャニンニク，ミズナ，キンサイ，クレソン，ケール，コゴミ，コマツナ，コリアンダー，サントウサイ，シシトウ，シソ（葉／実），ジュウロクササゲ，シュンギク，スイゼンジナ，スグキナ（葉），セリ，タアサイ，カイワレダイコン，葉ダイコン，ダイコン（葉），ツマミナ，タイサイ，タカナ，タラノメ，チヂミユキナ，チンゲンサイ，ツクシ，ツルナ，ツルムラサキ，トウガラシ（葉／果実），トマト，ミニトマト，トンブリ，ナガサキハクサイ，ナズナ，和種ナバナ，洋種ナバナ，ニラ，花ニラ，葉ニンジン，ニンジン，キントキ，ミニキャロット，茎ニンニク，葉ネギ，コネギ，ノザワナ，ノビル，パクチョイ，バジル，パセリ，オレンジピーマン，青ピーマン，赤ピーマン，トマピー，ヒノナ，ヒロシマナ，フダンソウ，ブロッコリー，ホウレンソウ，ミズカケナ，切りミツバ，根ミツバ，糸ミツバ，芽キャベツ，芽タデ，モロヘイヤ，ヨウサイ，ヨメナ，ヨモギ，サラダナ，リーフレタス，サニーレタス，レタス（水耕栽培），サンチュ，ルッコラ，ワケギ，葉タマネギ，ミブナ

（「日本食品標準成分表2020年版（八訂）」の取扱いについて　令和３年８月４日厚生労働省通知）

れに満たない野菜であってもビタミン・ミネラル含有量，摂取量，食べる頻度などを勘案し，色の濃い野菜等を緑黄色野菜に加えている（表4－2）。

2）成分特性と機能

①　野菜の栄養成分　　野菜の成分は，品種，熟度，栽培条件などはもちろんであるが，収穫後の保存状態，加工調理などによって大きく変動する。一般的に大部分の野菜は水分が90〜95％であり，残り５〜10％に食物繊維を含む炭水化物，たんぱく質，ビタミン，無機質などが含まれ，脂質は非常に少ない。たんぱく質はエダマメや豆類に多いが，他は多くても数％である。

　野菜の栄養成分の中で重要な成分としては，ビタミンA（カロテン），ビタミンC，無機質，食物繊維がある。**ビタミンA**のレチノールは植物性食品には含まれないが，プロビタミンAのβ-カロテンは葉の緑色の濃いモロヘイヤ，パセリ，ホウレンソウやニンジンなどに多く含まれる。トマトの赤い色はリコペンといいβ-カロテンではない。**ビタミンC**は赤ピーマン，黄ピーマン，ブロッコリー，カリフラワー，青ピーマン，モロヘイヤなどに多く含まれる。ビタミンCは不安定なビタミンであり，貯蔵中に減少し酸化分解しやすい。また水溶性ビタミンであるために容易にゆで汁に溶出して減少する。**無機質**ではカリウム（K）が最も多く，次いでリン（P），カルシウム（Ca），鉄（Fe）などの含有量が

多いが，野菜の種類によって変動幅が大きい。カリウムはゆで汁に溶出しやすい成分であり，カリウム摂取制限があるときは加熱してゆで汁に溶出させる，カリウムをカットした低カリウムレタスや缶詰などを利用する方法がある。緑黄色野菜は一般にカルシウムや鉄，マグネシウム（Mg）のよい供給源である。しかし野菜の中にはホウレンソウやタケノコのようにシュウ酸を多く含む野菜がある。**シュウ酸**はカルシウムの吸収阻害を起こし，シュウ酸カルシウムの生成により腎臓や尿路に結石を作ることがあるので，ホウレンソウの極端な多量摂取は気をつけなければならない。野菜には細胞壁の主成分であるセルロースやヘミセルロース，細胞と細胞の間の接着物質の役割を果たすペクチンなどの食物繊維を含む。**食物繊維**は，ヒトの消化酵素では分解することのできない難消化性成分の総体をいう。野菜の食物繊維にはこのほかに，ゴボウに含まれるイヌリンやコンニャクイモに含まれるグルコマンナンなどがある。

② **野菜の嗜好成分**　野菜の色素成分のうち，**カロテノイド色素**は黄橙色の脂溶性色素で，緑黄色野菜に多く含まれるβ-カロテンや，トマトのリコペン，トウガラシのカプサンチンなどがある。緑色の野菜ではカロテノイド色素はクロロフィル色素と共存するために色は見えない。クロロフィル色素は脂溶性であり，光，熱，酸，塩基，酵素（クロロフィラーゼ）の作用によって変色する。**アントシアン色素**は広義のフラボノイドで，酸性では赤色，塩基性では青色の水溶性色素である。シソのシソニン，ナスのナスニンなどがある。フラボノイド色素は無色〜黄色の水溶性色素であり，タマネギの皮や多くの植物に含まれるケルセチン，トマトやソバに含まれるルチンなどがある。野菜はポリフェノールを含むものが多く，フキ，レンコンなどはポリフェノールオキシダーゼによって褐変する。

味成分としては，カボチャ，ニンジン，タマネギなどに**ショ糖**や**ブドウ糖**などの甘味成分が多く含まれる。焼きイモが甘いのは加熱過程でβ-アミラーゼによりデンプンから麦芽糖を生成するためである。酸味成分ではトマトには**クエン酸**が，ホウレンソウやタケノコには**シュウ酸**が含まれる。トマトにはうま味成分の遊離アミノ酸である**グルタミン酸**も多く含まれる。苦味成分では，キ

ュウリやニガウリの**ククルビタシン**が有名である。辛味成分では，トウガラシ
は**カプサイシン**，サンショウは**サンショオール**，ショウガは**ジンゲロン**やショ
ーガオールがある。またワサビやカラシナなどのアブラナ科の野菜に**アリルイ
ソチオシアネート**が存在する。ダイコンには**4-メチルチオ-3-ブテニルイソチ
オシアネート**が存在する。また，ネギ属では種々のシステインスルホキシド誘
導体より生成する**ジアリルジスルフィド**や**プロピルアリルスルフィド**などが辛
味を有する。また，ニンニクの香気成分となる**アリシン**も同様のメカニズムで
発生する。緑の野菜の青臭さは3-ヘキセノール（青葉アルコール）や2-ヘキセ
ナール（青葉アルデヒド），キュウリはノナジエナール（スミレ葉アルデヒド）や
ノナジエノール（キュウリアルコール）などがある。

（2）野菜加工品

1）カット野菜

カット野菜は，野菜に洗浄，切断，殺菌，袋詰めの加工がされたものである。
単品の野菜を切断したカット野菜は生鮮食品扱い，複数の野菜を切断した上で
混合したサラダミックスや炒め物ミックスは加工食品扱いでそれぞれ生鮮食品
品質表示基準，加工食品品質表示基準に従う。カット野菜は野菜を洗う，皮を
むく，切る等の手間がいらず，生ゴミも出ない，必要量で購入可能，食事の準
備が楽になる等の理由から，一般家庭はもちろん外食産業を中心に増加してい
る。野菜の殺菌には次亜塩素酸ナトリウムや次亜塩素酸カリウムが用いられる
ことが多いが，最近ではオゾン水，酸性電解水も使用されるようになった。

2）漬物の種類と製法

漬物は日本の食生活には欠かせない伝統的食品であり，野菜を塩，酢，酒粕
などの漬け込み材料に漬けたものである。漬け込み材料の浸透圧により脱水が
起き，水分活性が低下し，空気との遮断も加わり保存性が向上する。食塩濃度
が高いために腐敗を引き起こすような微生物は増殖しにくいが，乳酸菌による
発酵が進行すると酸味を生じるようになる。

　使用する副材料により漬物を分類すると，**塩漬け**（浅漬け（一夜漬け）・ハクサ

イ漬け・野沢菜漬け・しば漬けなど），**ぬか漬け**（沢庵漬けなど），**ぬか味噌漬け**（キュウリ・ナス・カブなど），**味噌漬け**（ゴボウ・ダイコンなど），**粕漬け**（奈良漬け・ワサビ漬けなど），**酢漬け**（ラッキョウなど），**麹漬け**（べったら漬けなど），**醤油漬け**，からし漬けなどがある。海外では韓国のキムチ，中国のザーサイやメンマ，ドイツのザワークラウト，イギリスなどのピクルスがある。

3）乾燥野菜の種類と製法

野菜の保存性を高めるために，昔から切り干しダイコン，カンピョウ，ゼンマイなどが天日干しにより乾燥され作られてきた。その後，機械による熱風乾燥によって多くの**乾燥野菜**が作られるようになり，スープやインスタント食品に利用されるようになった。最近は凍結乾燥機による乾燥野菜が，色，風味が良好，ビタミンの損失も少ない，浸漬により復元しやすいなどの理由でうどんやラーメンの加薬，非常食，携行食，宇宙食などで利用されている。また単に野菜を素揚げしたカボチャ，レンコン，インゲンなどの野菜チップもつまみなどとして市販されている。

4）冷凍野菜の種類と製法

冷凍野菜は野菜を洗浄・整形し，ブランチング（さっとゆでる，蒸すなどの加熱処理）後，急速冷凍したものである。生鮮野菜には褐変を引き起こすポリフェノールオキシダーゼ，酸化の原因となるリポキシゲナーゼ，ビタミンCの分解を引き起こすアスコルビン酸分解酵素などが含まれるので，あらかじめブランチングにより酵素を失活させ，組織を柔軟にして凍結による細胞破壊を防ぐ。冷凍野菜の需要は増加しており，エダマメ，スイートコーン，カボチャ，ホウレンソウ，ミックスベジタブル等の他に，組み合わせ冷凍野菜などがある。

5）缶詰，瓶詰，袋詰の種類と製法

缶詰は野菜を洗浄・整形し，水煮したものを金属缶に詰めて加熱殺菌したものであり，アスパラガス，グリーンピース，スイートコーン，タケノコ，トマト等がある。**瓶詰**は野菜や水煮野菜を調味液などとともに広口のガラス瓶に詰めたものである。調味料を添加すると水分活性が低下し保存性が向上するが，さらに低温殺菌することもある。水煮の山菜，ピクルス，ラッキョウ，タケノ

コ，漬物等がある。**袋詰**は野菜を水や塩水で煮たものであり，ジュンサイ，タ
ケノコ，フキ，ゼンマイ，ワラビ等がある。缶詰，瓶詰，袋詰は手間が省ける
ことから一般家庭，外食産業，食品加工業等で多く用いられている。

6）トマト加工品の製法

　トマト加工品にはホールトマト，カットトマト等の固形トマト，トマトケチ
ャップ，トマトペースト，トマトピューレ等がある。固形トマトは皮をむき，
芯やヘタを除去後，充填材とともに缶に詰め加熱殺菌したもの，トマトケチャ
ップは濃縮トマト（トマトを破砕して搾汁し，または裏ごしし，皮，種子等を除去
した後に濃縮したもの）に食塩，香辛料，食酢，砂糖類およびタマネギまたはニ
ンニクを加えて調味したもので可溶性固形分が25％以上のもの，トマトペース
トは濃縮トマトのうち無塩可溶性固形分が24％以上，トマトピューレはトマト
ペーストと同様であるが無塩可溶性固形分が8％以上24％未満のものである。

2．果　実　類

（1）生鮮果実類

1）分類と種類

　果実は，花の子房またはその周辺部分が発達肥大したものである。**仁果類**の
リンゴ，ナシ，ビワは，子房の周辺部（がく片の基部や花托）が肥大化した果実
である。**準仁果類**のカキやカンキツ類は，子房が肥大して果肉になった果物で
あり，種子が仁果類のように実の中心に存在する。**核果類**のモモやウメは，子
房が肥大して果肉になった果物で，種子が堅い内果皮に覆われている。**漿果**
（液果）類のブドウやイチジクは，子房が軟化し多汁質の果肉になった小果実で
ある。その他，果実的野菜としてイチゴ，スイカ，メロンなどが，熱帯果実と
してバナナ，キウイフルーツ，パインアップルなどがある。

2）成分特性と機能

　①　糖　質　果実の主な糖質はブドウ糖，果糖，ショ糖であり，合わせて
10％前後存在する（表4-3）。ショ糖や果糖はブドウ糖よりも甘味が強い。シ

表4-3 果実の糖類含量（可食部100ｇ当りのｇ数）

果　実	果糖	ブドウ糖	ショ糖	合計
ブドウ（皮つき）	8.7	8.4	0	17.1
バナナ	2.4	2.6	10.5	15.5
甘ガキ	4.5	4.8	3.8	13.1
リンゴ	6.3	1.6	4.7	12.6
メロン	1.3	1.2	6.7	9.2
温州ミカン	1.9	1.7	5.3	8.9
ナシ	3.8	1.4	2.9	8.1
モモ（白肉種）	0.7	0.6	6.8	8.1

（文部科学省　日本食品標準成分表2020年版（八訂）炭水化物成分表編　2020）

表4-4　果実の糖類および有機酸含量と糖酸比

品　目	全糖(%)	酸(%)	糖酸比	品　目	全糖(%)	酸(%)	糖酸比
温州ミカン	9.0	0.9	10.0	モモ	8.5	0.35	24.2
イヨカン	8.5	1.0	8.5	スモモ	7.0	1.5以下	4.7
アマナツ	7.0	1.3以下	5.4	カキ（甘）	13.5	0.08	168.7
ハッサク	8.5	1.1以下	7.7	メロン	8.0	0.08	100.0
オレンジ	8.5	0.8	10.6	スイカ	8.5	0.08	106.2
リンゴ	11.0	0.35	31.4	イチゴ	5.0	0.85	5.9
日本ナシ	9.0	0.2	45.0	トマト	3.0	0.4	7.5

（注）飯野らの調査結果による。全糖は分析による糖含量のことである。酸は全有機酸を示す。
（伊藤三郎編　果実の科学　朝倉書店　1991）

ョ糖の甘味は温度の違いにかかわらず一定であるが，果糖は低温で甘味度が高まる。そのため，果糖を多く含むブドウ，リンゴ，ナシなどは，冷やして食すると甘味が増す。

　②　**有機酸**　　主な**有機酸**はリンゴ酸とクエン酸であるが，ブドウは酒石酸とリンゴ酸を多く含む。有機酸含量は0.1～１％であり，カキ，メロン，スイカは0.1％程度と低く，カンキツ類やイチゴは１％程度である（表４－４）。有機酸は１％を超えると酸味が強くなり，レモンでは６％と高い。

　③　**糖酸比**　　果実の味覚は，糖類と有機酸の量比に左右されることが多い。その指標として，**糖酸比**（糖類％ ÷ 有機酸％）が使われる。糖酸比はカキ，メロン，スイカで高く，カンキツ類やイチゴで低い。リンゴやナシでは，それ

らの中間値を示す（表4−4）。糖含量がそれほど高くなくても有機酸が少なければ甘く感じられ，有機酸含量が高いと糖が多くても酸っぱく感じる。

④　**ペクチン**　　果実の細胞や細胞間に存在する食物繊維の一つである。ガラクツロン酸が重合した鎖状分子であり，一部のガラクツロン酸がメチルエステル化している。果実が未熟なときは，不溶性のプロトペクチンとして存在する。成熟するにつれてプロトペクチナーゼ活性が高まり，プロトペクチンが水溶性のペクチンに変換される。やがて果実は軟化するが，主な原因は，ペクチナーゼの活性が高まりペクチンが分解されることにある。

⑤　**芳香成分，色素，苦味成分**　　果実の香りは，芳香を発する揮発性成分による。カンキツ類やカキは，成熟するにつれて緑色のクロロフィルが分解し，黄色や赤色の**カロテノイド色素**が多くなる。リンゴやブドウでは，赤色や紫色の**アントシアン色素**が蓄積する。カンキツ類の苦味成分として，**ナリンギン**（夏ミカンやグレープフルーツ）や**リモネン**（夏ミカンやネーブルオレンジ）がある。ナリンギンの苦味は，酵素ナリンギナーゼで除去できる。

⑥　**ビタミン**　　プロビタミンA，ビタミンC，葉酸，ビタミンEの給源となる。プロビタミンAとして，β-カロテンがアンズやパッションフルーツに多く含まれ，β-クリプトキサンチンが温州ミカン，干しガキ，タンゼロ，ポンカンに多い。ビタミンCはイチゴ，キウイフルーツ，ネーブル，甘ガキなどに多い。

⑦　**果実の生理機能**　　果実は，発がん抑制作用や抗酸化作用（カンキツ類のβ-クリプトキサンチン，ブドウのリスベラトロールほか），骨代謝改善作用（カンキツ類のβ-クリプトキサンチンほか），心筋梗塞や脳梗塞を予防する作用，脂肪細胞の改善効果などをもたらす。

⑧　**追熟と追熟調節**

a．追　熟：果実は，哺乳類や鳥類によって種子散布される。果肉には糖質や脂肪が蓄積され，それらが種子散布動物の餌になるからである。果実には，糖質が果肉に蓄積した時点で，ブドウ糖や果糖のような甘味成分にされているものと，その時点ではデンプンなど甘味を示さない状態で蓄積されているものがある。種子散布動物を誘引する果実は前者である。後者も果肉に十分な栄養

素を蓄積しているが，成熟が休止状態になっている。その後，ある程度の時間を経るとデンプンが分解しブドウ糖や果糖が生成される。あわせて，ペクチンの分解が進行して果肉が軟化し（④ペクチン参照），誘引物質である芳香物質も生成される。このような現象を後熟という。こうして，後者も種子散布動物のターゲットになる。

　後熟現象を起こす果実は**クライマクテリック型果実**と呼ばれ，リンゴ，モモ，メロン，キウイフルーツ，西洋ナシ，バナナ，マンゴー，パパイア，トマトなどが該当する。脂肪蓄積果実では，アボカドに後熟現象が認められる。このタイプの果実は，さみだれ式に成熟するので，成熟してからの出荷は困難になる。そこで，後熟する前に収穫して輸送する。そして，最後の段階で追熟させて食用に供する。店頭では，予め追熟させて成熟したものを販売することもあれば，成熟前のものを陳列する場合もある。

　ｂ．**追熟調節**：収穫した果実を室温に放置して成熟を待つこともあるが，人為的に成熟を促進するために，エチレンガスを用いたりエチレンガス発生量の多いリンゴ果実とともに密閉したりする方法をとることが多い。これは，多くの果実において，エチレンが成熟開始の情報伝達をつかさどる植物ホルモンであることによる。

　青果物は収穫した後も**呼吸**を行う。その結果，養分が消費され水分も減少し続ける。よって，呼吸をできるだけ低く抑えることが，品質低下のスピードを遅らせ，鮮度を長く保つためのポイントになる。

　青果物の呼吸は，温度条件と大気中のガス条件に強く影響される。一般に，低温状態では呼吸が抑制されるため，低温貯蔵・輸送がなされる。また，低酸素・高二酸化炭素状態にすると呼吸が抑制される。この原理を応用した貯蔵法が**CA貯蔵**（controlled atmosphere strage）である（p.186参照）。青果物の鮮度保持を目的とした**MA包装**（modified atmosphere packing）では，外気からの酸素の取り入れと果物からの二酸化炭素の排出量をコントロールして包装内のガスをCAに近い状態にする（p.186参照）。

（2）果実加工品

1）加 工 品

　多様な果実が存在することから，それぞれの特性を活かしてジャム類，果実飲料，果実缶詰，乾燥果実，冷凍果実食品，果実酢などが製造されている。

2）ジャム類

　ジャム類は，果実等を糖類とともにゼリー化するまで煮詰めたもので，ジャム，マーマレード，ゼリーに区分される（表4－5）。なお，ジャム類の可溶性固形物は40％以上でなければならない。

　①　ジャム　　ジャム類のうち，マーマレードおよびゼリー以外のものをいう。1種類の果実を使用したものをジャム，2種類以上の果実を使用したものをミックスジャムという。また，果実の原形を保持したものを**プレザーブスタイル**と称するが，その場合，ベリー類（イチゴを除く）の果実を原料とするものは全形果実を，イチゴでは全形または2つ割りの果実を，ベリー類以外の果実では5 mm以上の厚さの果肉片を原料としなければならない。

　生産されているジャムの40〜50％がイチゴジャム，次いで多いのがブルーベリージャムである。

　イチゴジャムの製造順序は図4－1のとおりである。ただし，製品の水分活

表4-5　ジャム類の日本農林規格

用　語	定　義
ジャム類	次に掲げるものをいう。 ①　果実，野菜又は花弁（以下「果実等」と総称する。）を砂糖類，糖アルコール又は蜂蜜とともにゼリー化するようになるまで加熱したもの ②　①に酒類，かんきつ類の果汁，ゲル化剤，酸味料，香料等を加えたもの
ジャム	ジャム類のうち，マーマレード及びゼリー以外のものをいう。
マーマレード	ジャム類のうち，かんきつ類の果実を原料としたもので，かんきつ類の果皮が認められるものをいう。
ゼリー	ジャム類のうち，果実等の搾汁を原料としたものをいう。
プレザーブスタイル	ジャムのうち，ベリー類（いちごを除く。）の果実を原料とするものにあっては全形の果実，いちごの果実を原料とするものにあっては全形又は2つ割りの果実，ベリー類以外の果実等を原料とするものにあっては5 mm以上の厚さの果肉等の片を原料とし，その原形を保持するようにしたものをいう。

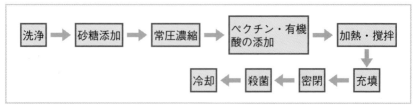

図4-1　イチゴジャムの製法

性が0.90以上の場合は94℃以上で10分間放置して殺菌処理し，0.90以下の場合は85℃で充填する。

　②　**マーマレード**　　ジャム類のうち，カンキツ類の果実を原料としたもので，カンキツ類の果皮が認められるものをいう。果皮にはフラボノイド系の苦味成分である**ナリンギン**が含まれているので，苦味が強すぎる場合は，使用前の果皮を熱湯あるいは食塩水処理をして苦味を除去する。

　③　**ゼリー**　　ジャム類のうち，果実等の搾汁を原料としたものをいう。ゼラチンゼリー，寒天ゼリー，ペクチンゼリーなどがある。

3）果実飲料

　果実飲料とは，果実の搾汁である「果汁」を飲料にしたものである。果汁には，果実を搾った汁である**果実搾汁**のほか，**濃縮果汁**ならびに**還元果汁**がある。濃縮果汁は，果実の搾汁を濃縮したもの，もしくは，これに果実の搾汁，果実の搾汁を濃縮したものもしくは還元果汁を混合したもの，またはこれらに砂糖類，ハチミツ等を加えたものである。還元果汁は，濃縮果汁を希釈したものである。

　果実飲料には，果実ジュース，果実ミックスジュース，果粒入り果実ジュース，果実・野菜ミックスジュース，果汁入り飲料の5種類がある（日本農林規格：JASによる分類）。これらの概要は，次のとおりである。

　①　**果実ジュース**　　果実の搾汁もしくは還元果汁またはこれらに砂糖類，ハチミツ等を加えたもの。

　②　**果実ミックスジュース**　　2種類以上の果実の搾汁もしくは還元果汁を混合したものまたはこれらに砂糖類，ハチミツ等を加えたもの。

③　**果粒入り果実ジュース**　　果実の搾汁もしくは還元果汁に，カンキツ類の果実の砂瓤(きのう)もしくはカンキツ類以外の果実の果肉を細切したもの等を加えたものまたはこれらに砂糖類，ハチミツ等を加えたもの。

④　**果実・野菜ミックスジュース**　　果実の搾汁もしくは還元果汁に野菜汁を加えたものまたはこれらに砂糖類，ハチミツ等を加えたものであり，製品に占める果実の搾汁または還元果汁の重量割合が50％を上回るもの。

⑤　**果汁入り飲料**　　果実の搾汁もしくは還元果汁を使用したものであり，果実の搾汁もしくは還元果汁の割合が10％以上かつ100％未満であって，かつ，製品に占める果実の搾汁もしくは還元果汁の重量割合が，製品に占める果実の搾汁，還元果汁，砂糖類，ハチミツ等以外のものの重量割合を上回るもの。

4）果実缶詰の製法

使用する果実はミカン，モモ，パインアップル，ナシが多い。製法の概略は次のとおりである。①果実を集め，不可食部位（皮や種）を除去する。②ブランチングを行う。③糖液を充填する。④脱気・巻締めを行う。⑤加熱殺菌する。ここで，**ブランチング**とは，熱湯（88℃以上）または蒸気で数秒～数十秒間処理することをいう。この処理で酵素が失活するので，褐変や酸化が防止できる。ブランチングは，缶詰製造において重要な工程である。図4-2にミカン缶詰の製法を示した。

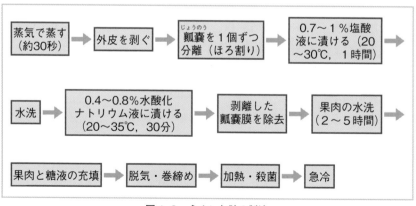

図4-2　ミカン缶詰の製法

5）乾燥果実の製法

乾燥果実（ドライフルーツ）は，果実に含まれる水分を減少させて，微生物の繁殖を抑えて保存性を高めるとともに，独特の風味を生み出した食品である。天日に干したり，砂糖で脱水させたりして作るほか，油で揚げたり，近年ではフリーズドライなどの技術も利用されている。

① **干しブドウ**　干しブドウ（レーズン）は，大部分がアメリカなどから輸入されている。品種は，トンプソンシードレス，マスカット，サルタナなどの種なしブドウである。樹上で完熟させた，糖度24〜25％のものが用いられる。

② **干しガキ**　干しガキには渋ガキを用いる。渋ガキを乾燥させると，タンニン（カキタンニン，シブオール）が不溶化するので渋味が感じられなくなる。糖度は甘ガキよりも渋ガキのほうがはるかに高く，甘ガキを干しガキにしても渋ガキほどには甘くならない。生ガキの糖は果糖，ブドウ糖，ショ糖であるが，干しガキではインベルターゼの働きにより，大部分が果糖とブドウ糖になる。表面にあらわれる白い粉は，結晶化しやすいブドウ糖がほとんどである。

6）その他

① **カットフルーツ**　果実を一口サイズに切り分けて包装したものが，カットフルーツとして流通している。コールドチェーンの発達にともない，カット野菜と同様，消費が高まっている。フルーツが一種類の場合は生鮮食品扱いされ，2種類以上が混ざると加工食品扱いとなる。

② **冷凍果実**　冷凍食品は−18℃での保存，流通が義務付けられているので，微生物による腐敗は起こらない。しかし，脂質は徐々に酸化される。色調が劣るのは，色素成分の酸化による。保存温度が守られていれば，1年以上の品質保持期間が得られる。

③ **さわしガキ**　渋ガキの渋を抜くことを「さわす」という。渋味の原因物質はタンニンであり，これを不溶性タンニンにすれば渋味がなくなる。タンニンの不溶化は，果実内での嫌気的呼吸によりアセトアルデヒドが生じ，これがタンニンを重合させることによる。人工的に脱渋させる方法として，湯抜き，アルコール散布，炭酸ガス処理などがある。

3. キノコ類

　キノコはカビの仲間の菌類に属し，食用にされるキノコは子実体と呼ばれる胞子を作る大型の器官を指している。キノコは葉緑体を持たないので光合成を行うことができず，従属栄養生物といわれ，栄養素を他の生物の作った有機物に依存している。動物は食物を摂取し，体内で酵素を分泌することによって食物を分解し栄養素を吸収するが，菌類は細胞の外に酵素を分泌し細胞外で養分を分解し，細胞の表面から吸収する。そのためキノコは枯れ木や落ち葉の分解者として働く。栄養分を分解吸収するキノコの本体は菌糸であり，吸収されたエネルギー源から菌糸体が成長して子実体が発生する。

（1）キノコの分類と種類

　キノコは大部分が担子菌類に属し，一部が子嚢菌類である。また栄養の摂り方から森の中の腐敗有機物を分解する腐生菌と，木の根と共生関係を築く菌根菌がある。**腐生菌**のキノコには，シイタケ，ナメコ，エノキタケ，ブナシメジなどのキノコが，**菌根菌**のキノコにはマツタケ，トリュフ，ホンシメジなどがある。現在市販のキノコは20種類程度であるが，ほとんどが腐生菌のキノコであり，菌根菌のキノコは人工栽培が難しいといわれる。しかし最近になり，ホンシメジが人工栽培されるようになった。

　キノコの栽培方法には，大きく分類すると原木栽培と菌床栽培がある。**原木栽培**は，林の中や廃トンネルなどの自然環境下，最近ではビニールハウスなどで，穴を開けて種菌を打ち込んだ原木に菌糸を蔓延させて子実体を発生させる方法である。**菌床栽培**は，オガクズに米ぬかなどの栄養源を混ぜた人工培地に種菌を接種し，光や温湿度管理下の施設内で子実体を発生させる方法である。食味や歯ごたえは原木栽培の方が優れていると言われるが，菌床栽培は季節に関係なく効率よく，経済性に優れる。

（2）成分特性と機能

　キノコは野菜と成分組成が似ており，水分が90%前後と最も多く，ついで炭水化物，たんぱく質などから構成される食物繊維の多い低カロリー食品である。キチンやβ-1，3グルカンなどの食物繊維を多く含み，整腸作用や免疫活性効果を持つ。ビタミンではビタミンB群やビタミンD，およびプロビタミンDのエルゴステロールを含む。しかし，野菜に含まれるβ-カロテンやビタミンCはほとんど含まれず，無機質のカルシウムもほとんど含まれない。

　嗜好成分では，うま味成分の5′-グアニル酸（5′-GMP）は干しシイタケなどにみられるうま味成分であり，他にグルタミン，グルタミン酸などの遊離アミノ酸も含む。また香気成分には，マツタケの桂皮酸メチルエステル（メチルシンナメート）や，シイタケ，マツタケなどキノコ全体に共通するカビ臭い香気は1-オクテン-3-オールである。水戻しした干しシイタケの香気成分はレンチオニンであり，レンチニン酸はその前駆物質である。シイタケに含まれるエリタデニンは血中コレステロール値を下げる効果が期待される。

（3）キノコの加工品

　キノコは特有のテクスチャーが好まれる食品であるが，生鮮品は水分を85%以上含んでいるため腐敗しやすい。そのためキノコの加工品では，収穫後直ちに加工・調理する。

1）キノコの乾燥品

　シイタケやキクラゲは乾燥して利用され，特に干しシイタケは和食には欠かせない食材である。シイタケの乾燥方法は，古くは天日乾燥であったが現在は機械による熱風乾燥である。子実体を採取後，ひだを上にして重ならないように並べ，40～55℃の乾燥機中で15～20時間乾燥させ，さらに温度を上げ最終温度が60℃程度に乾燥する。でき上がりの水分量は10%程度となる。

2）キノコの缶詰，瓶詰

　ナメコ，マッシュルーム（ツクリタケ），フクロタケの水煮缶詰や，エノキタケの瓶詰などが代表的である。

5

水産食品と加工食品

★ 概要とねらい

　水産食品の種類は非常に多く，魚介類（食用とされる海水・淡水産脊椎動物の魚類，軟体動物の貝・イカ・タコ類，節足動物のエビ・カニ類，棘皮動物のウニ，ナマコ類など）の他に，植物性の藻類などが含まれる。これらの動植物は天候や水温など環境の影響を受けやすく，限定された海域で一時的に大量に漁獲されることが多い。そのため，わが国では古くから漁獲物を生鮮品として調理するばかりでなく，加工食品の原料・素材としても利用してきた。

　これら水産食品の栄養成分は，たんぱく質，脂質，ビタミン，無機質のよい供給源になっている。また，水産食品には他の陸上動植物食品にほとんど含まれないEPA（IPA）やDHAなどの脂質を含み，その栄養成分がもつ機能性も注目されている。しかし，水産食品の成分組成は種類による違いばかりでなく，同じ種類においても，成熟度，漁期，漁獲海域，漁獲方法，養殖生産などにより変動する。

　本章では，第1節で藻類についての分類と種類，成分特性と機能，加工品とその特性を学ぶ。第2節で魚介類について分類と種類，筋肉構造，成分特性と機能，死後硬直と鮮度およびその加工食品について学び，さらに加工技術の原理を把握する。これらはフードスペシャリストの基盤的な知識として必要である。

1. 藻　　類

（1）分類と種類

　食用としている藻類は水中で光合成により生育し，胞子で繁殖する隠花植物に属する一群である。藻類には生育場所により，海水産の海藻と湖沼などで産する淡水藻がある[1]。藻体の色により緑藻類，褐藻類，紅藻類，藍藻類に分類されている。日本近海では寒流や暖流によって運ばれた胞子によって，現在1,534種（そのうち約130種は淡水産）もの藻類がみられ，食用となるものの多くは海藻である[2]。表5－1に藻類の分類と主な種類を示す。

（2）成分特性と機能[3]

　食用藻類の水分は65〜90％の範囲にあるものが多いが，一般には水分15％以下に乾燥したものが流通している。可食部100 g当たりの一般組成の主要な成分は炭水化物で約40〜65％程度を占め，藻類の炭水化物は陸上植物にはない特異な構造をもつものが多い。食用藻類のたんぱく質は10〜20％前後のものが多いが，カワノリ，アマノリなど高含量（約40％）のものもある。脂質は極めて少なく，4〜5％を含むマツモやアマノリなど以外は2％以下のものが多い。脂質を構成する脂肪酸組成は陸上植物の組成とは異なる特徴をもち，魚介類に多く含まれるエイコサペンタエン酸（EPA）やドコサヘキサエン酸（DHA）など多価不飽和脂肪酸も含まれる。灰分は10〜20％程度含まれ野菜類に比べ高含量である。藻類の一般組成は，種類による変動が大きく，さらに水温や栄養など

表5-1　藻類の分類と種類

分　類	種　　類
緑藻類	アオサ，アオノリ，ヒトエグサ，カワノリ*，イワヅタ（ウミブドウ）など
褐藻類	アラメ，ヒジキ，コンブ，マツモ，モズク，ワカメなど
紅藻類	アマノリ，ウシケノリ，オゴノリ，トサカノリ，テングサ，フノリなど
藍藻類	スイゼンジノリ*，スピルリナ*など

＊生育場所が淡水産，それ以外は海水産である。

の水環境や日照量，季節，生育場所，藻体部位など，種々の要因により影響を受けることが知られている。

1）緑 藻 類

緑藻類は主要色素としてクロロフィルaおよびbやカロテン系色素を多く含み緑色を呈する。緑藻類は褐藻類に比べ一般に遊離アミノ酸含量は少ないが，独特な香りと鮮やかな緑色が特徴である。アオノリは粉末加工，ヒトエグサは主にノリ佃煮の原料として利用される。アオサやアオノリに含まれる粘質多糖はエステル硫酸を含む多糖類である。また独特の歯ごたえを楽しむイワヅタなど，いずれもサラダ，汁物の具などとしても利用されている。

2）褐 藻 類

褐藻類はクロロフィルaおよびc，β-カロテン，フコキサンチンを多く含む。生の褐藻類ではフコキサンチンは，葉緑体内のたんぱく質と結合し赤色が強くなり，緑色のクロロフィルと共存することで褐色を呈する。加熱するとフコキサンチンはたんぱく質との結合がはずれ黄色となり，藻体は緑色に変化する。褐藻類の主な粘質多糖は，アルギン酸とフコイダンである。アルギン酸はカルシウム等の金属イオンを添加すると，加熱しなくてもゲル化し，乳化安定剤など食品添加物としても利用される。フコイダンは難消化性多糖で，細胞や実験動物レベルでの検討において抗血液凝固作用，抗腫瘍活性等の報告がある[4]。

① **コンブ**　寒流系の海藻で，主なものは，マコンブ，リシリコンブ，ミツイシコンブ，ナガコンブ，ラウスコンブ，ホソメコンブの6種類があげられる。コンブ類はワカメやヒジキに比べアルギン酸を多く含む。ヨウ素とカルシウムが豊富で鉄，ビタミンCなども緑藻，紅藻類に比べ多く含まれる。さらにうま味成分のグルタミン酸など遊離アミノ酸が豊富に含まれ，だし昆布，佃煮，煮物など重要な食材である。食用以外にもアルギン酸，ヨウ素，カリ原料など工業用としても広く利用されている。

② **ワカメ**　日本近海に広く自生する。褐藻類の中ではマツモに次ぎβ-カロテン含量が高く，マグネシウム，カルシウムなどの無機質を多く含む。

③ **ヒジキ**　カルシウム，カリウム，リンなどの無機質が多く含まれる。

晩春以降はかたく渋くなるので，初春に採取したものを食用とする。

3）紅　藻　類

　紅藻類はクロロフィルaやカロテン系色素のほかに鮮紅色を示すフィコエリスリン，青色のフィコシアニンなどを含み，赤紫色を呈する。紅藻類の粘質多糖は緑藻，褐藻類とは糖の組成が著しく異なっている。熱水で抽出される粘質多糖の寒天やカラギーナンはゲル化能をもっている。

　①　ノ　リ　　アマノリ属のスサビノリやアサクサノリなどから養殖に適した品種が作られ養殖されている。アマノリ製品（干しノリ，焼きノリ）のたんぱく質は約40％と高い。ビタミンも豊富でA，B群をはじめE，Cも含まれる。

　②　テングサ　　寒天やトコロテンの原料となる。細胞壁と細胞質の間に細胞間質多糖が存在し，これを寒天質と呼んでいる。寒天の主成分はアガロース（70％）とアガロペクチン（30％）からなる。アガロースはD-ガラクトースとL-ガラクトースからなる二糖類である。アガロペクチンはこの二糖類に数％の硫酸基などが結合した構造である。一方，ツノマタやキリンサイなどに多く含まれるカラギーナンの主成分は，アガロースのL-ガラクトースがD-ガラクトース型であることと硫酸基が20～30％と多く結合した点が寒天とは異なり，7種類のカラギーナンの存在が知られている。

4）藍　藻　類

　藍藻類はきわめて原始的な体構造，細胞構造をもつ一群である。スイゼンジノリがこれに属し，カルシウム，鉄，マンガン，ビタミンKを多く含むがビタミンCは含まれない。スイゼンジノリは，生食あるいは乾燥したものは水に戻し，酢の物や汁物の具などとして色や食感が楽しまれている。

（3）加工品とその製法[5]

1）干しコンブの製法

　干しコンブはマコンブをはじめコンブ類を原料として，主に北海道で生産されている。原藻の根を切り落とし，小石が敷き詰められた干場に並べて天日乾燥，浜寄せ，選別，しわ伸ばし，あん蒸，ふちの切断などの工程を経てさらに

乾燥を行い製品とする。製品の形態には，1m程度に切りそろえ結束した**長切りコンブ**，根本を切断し折り曲げて結束した**元揃いコンブ**，先端より縦方向に巻き込んだ後，加圧して押しつぶした**折りコンブ**がある。

2）削りコンブの製法

厚葉の干しコンブを酢に漬け何枚も重ねてプレスした後，側面を薄く削り出したものが**トロロコンブ**である。さらに肉厚の干しコンブを酢で同様に処理し，表面を薄く削ったものが**オボロコンブ**と呼ばれる。表面に近い部分が**黒トロロ**，葉の中芯の白い部分を削ったものが**白トロロ**である。また，最後に残った白い芯の部分が白板コンブとなる。

3）塩コンブの製法

塩コンブは原藻を切断洗浄した後，たまり醤油，砂糖，みりんなどを配合した調味液で煮熟した後に乾燥させ，まぶしの工程を経て製造される。

4）ワカメの製法

素干しワカメは，原藻を海水で洗浄して縄や竿にかけて天日乾燥させる。湯通し塩蔵ワカメは，湯通しをした原藻を速やかに冷水で冷却し，食塩をまぶして脱水処理したものである。カットワカメは，湯通しワカメなどを原料に中芯の茎を除き，葉体を乾燥させる。灰干しワカメ（鳴戸ワカメ）は原藻の表面に草木灰をまぶして生乾きさせた後，灰を除き乾燥させる。灰を利用し濃緑色を維持させ，酵素活性を抑制し弾力のある歯ごたえが得られると考えられる。

5）干しノリの製法

原藻は主にアマノリが使用され，海水で汚れを洗い落としてから刻む。これを真水に入れ適当な濃度にしてからノリ簀の上に抄き上げ，脱水した後に乾燥する。現在では抄き・脱水・乾燥およびノリ簀からの剥がしまで，全ての工程を機械で自動的に行っている。**板ノリ**は青みをおびた黒色でつやがあり，香りが高く手触りが滑らかなよく乾燥されたものが良品とされる。

6）ノリ佃煮の製法

原料には主にアオノリが使用される。佃煮用の煮熟釜に調味料（醤油，食塩，カラメル，砂糖など）を煮溶かした中に原料を入れ，初めの約20分間は強火で，

次に中火にして水あめを加えた後は弱火にして20〜30分間かけて煮込む。

7）寒天の製法

　原藻は主にオゴノリ属が使用される。寒天にはその形状から**角寒天**，**細寒天**（糸寒天），**粉末寒天**，**フレーク寒天**，**固形寒天**などが製造されている。製造方法には天然寒天，工業寒天がある。**天然寒天**の主な原料は**テングサ**が用いられる。原藻を沸騰水の中に入れ，酸でpH6.6程度に調整した後に12時間煮熟抽出を行い，布でこして，ろ液を箱に移し冷却して凝固させる。各々寒天の厚さや幅に切断し，簀の上に広げ，夜間の気温（−5〜−10℃）で凍結，日中の気温（5〜10℃）で融解を繰り返し脱水して製品とする。冬季の寒さを利用して主に長野県や岐阜県で製造されている。**工業寒天**は原藻を抽出タンクに入れ煮熟抽出を行った後，自動ろ過機でろ過して寒天液を得る。得られた寒天液を冷却し，圧搾脱水または凍結脱水を行い乾燥すると粉末状の寒天が得られる。

8）カラギーナンの製法

　カラギーナンは使用する紅藻の種類により，異なる構造を持ったκ-,ι-,λ-カラギーナンの３種が生産されている。製法は原藻を水洗した後，熱水または弱アルカリで煮熟抽出，ろ過した後に濃縮する。濃縮物は**アルコール沈殿法**，**ドラム乾燥法**，**ゲルプレス法**などで精製され製品となる。κ-およびι-カラギーナンは，カリウムイオンとカルシウムイオンの存在で熱可逆性のゲルを形成するがλ-カラギーナンはゲル化しない。３種のカラギーナンはたんぱく質と結合し，ゲル化あるいは粘性を示す性質があるので乳製品や魚・畜肉製品に利用される。カラギーナンはゼラチンと異なりゲル形成の際にたんぱく質分解酵素の影響を受けにくく，これらの酵素を多く含む生の果実を使用したゼリーなどにも利用される。

9）アルギン酸の製法

　アルギン酸の製法は褐藻類の乾燥原藻を希酸溶液中で膨潤させた後，アルカリ溶液中で加熱し，不溶性のアルギン酸を水溶性のアルギン酸ナトリウムとして藻体外に抽出する。藻体と分離した後にアルギン酸ナトリウム水溶液に酸を加えてアルギン酸を凝固析出させ，ろ過した後に乾燥して製品とする。

2．魚 介 類

（1） 魚 類

1） 分類と種類

　魚類は硬骨魚と軟骨魚に大別される。硬骨魚は内部骨格が硬骨により形成され，現在最も種類が多い。軟骨魚は内部骨格が軟骨により構成され，サメなどが属し食用とされる種類は少ない。表5－2に魚類の分類と種類を示す。

表5-2　魚類の分類と種類

分　　類		種　　類
硬骨魚 （海水産）	赤身魚	アジ，イワシ，カツオ，カジキ，サバ，サンマ，マグロなど
	中間魚	サケ，ブリなど
	白身魚	タイ，タラ，ヒラメ，ハモ，タチウオ，カマス，フグなど
（淡水産）		アユ，コイ，ニジマスなど
軟骨魚（海水産）		エイ，サメなど

2） 筋肉の構造[6]

　魚類の筋肉のうちで最も重要なのが**骨格筋**で，これらの筋肉は脊椎骨の両側に固着し，**体側筋**とも呼ばれ食用にされる。図5－1に魚体の横断面図を示す。体側筋は，体軸に並列する弓状の形をした筋節から構成されている。筋節と筋節の間は薄い腱状の筋基質たんぱく質からなる隔膜により接合されている。魚肉を加熱すると筋節は熱凝固するのに対し，腱状の隔膜はゼラチン質に変化するため筋節が剥がれやすくなる。

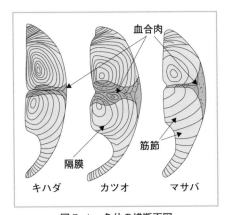

図5-1　魚体の横断面図

（須山三千三・鴻巣章二編　水産食品学　p.7　恒星社厚生閣　1993）

魚の骨格筋は色調の淡い**普通肉**と赤黒い色調の**血合肉**に分けられる。普通肉は可食部筋肉の大部分を占める筋肉である。血合肉は魚類特有の筋肉組織で，ミオグロビンなどの色素を多く含むため色調が赤黒い。一般にカツオ，マグロ等の遠洋およびサバ，イワシ等の近海回遊魚は血合肉が発達し，**赤身魚**と呼ばれる。一方，沿岸および海底などに棲息し，血合肉の少ないタイ，タラ等は**白身魚**と呼ばれる。

2）成分特性と機能[7]

魚類の成分は一般にたんぱく質が20％程度で，残りを水分と脂質などが占めている。魚種によって差があり，同一種でも脂質と水分含量は季節，産地，天然・養殖の別，固体，部位等により大きく異なる。赤身魚と白身魚とでは鉄，ナイアシンに違いが認められ，赤身魚に成分含量が高いことが多い。血合肉は普通肉に比べ水分，たんぱく質が少なく，脂質，色素成分等が多い[8]。

① **たんぱく質**　　魚類の筋肉たんぱく質は水溶性の**筋形質たんぱく質**（ミオグロビン，ヘモグロビン，酵素等，全たんぱく質の20〜30％），塩溶性の**筋原線維たんぱく質**（アクチン，ミオシン等，60〜70％），不溶性の**筋基質たんぱく質**（コラーゲン，エラスチンなど，2〜10％）の三つに大別される。魚肉は畜肉に比べ筋基質たんぱく質量が低くて筋原線維たんぱく質量が高く，魚肉の軟らかさの一因である。筋形質たんぱく質は赤身魚に多く，赤身魚を加熱すると硬くなり「節」を形成するが，少ない白身魚は加熱によりほぐれやすくなる。

② **脂　質**　　魚類の脂質は畜肉と同様，蓄積脂肪と組織脂肪に大別される。総脂質の80〜90％を占める**蓄積脂肪**は主にトリアシルグリセロールからなる。一方，10〜20％を占める**組織脂肪**はリン脂質やコレステロールなどからなる。トリアシルグリセロール含量は水分量と関連し魚種，部位，季節，棲息水域などさまざまな要因により変動する。一般に白身魚より赤身魚，背肉より腹肉，普通肉より血合肉，天然魚より養殖魚の方が脂質含量は高い。畜肉の脂質はオレイン酸の他に，パルミチン酸やステアリン酸などの飽和脂肪酸に富み，融点が高く常温では固体になりやすい。魚肉の脂質はオレイン酸に加え，n-3系のEPA（IPA）やDHAなどの多価不飽和脂肪酸を含み，不飽和脂肪酸の組成

割合が高いため，融点が低く常温では液体で固体になりにくい。水産食品に特徴的に含まれるn-3系脂肪酸は，血圧降下作用や脂質異常症の改善作用，抗血栓作用，抗動脈効果作用，抗炎症・アレルギー作用などが知られている[9]。

③ **無機質**　　魚類筋肉中にはカリウム，リンが全般的に高く，カルシウム，マグネシウム，ナトリウムなどが続き，鉄，亜鉛，銅などは低い。

④ **ビタミン類**　　魚肉には脂溶性のビタミンAやD，魚卵にはこれらに加えEを多く含む。水溶性ビタミンではB群，特にナイアシン，B_{12}を多く含む。

⑤ **エキス成分**　　魚介類を水または熱水抽出した液を通常**エキス**と呼び，エキス中に含まれる成分を**エキス成分**という。エキス成分とは遊離アミノ酸，オリゴペプチド（カルノシン，アンセリンなど），核酸関連化合物（イノシン酸（5′-IMP），アデノシン一リン酸（AMP）など），有機塩基（ベタイン，トリメチルアミンオキシド）などの窒素を含む成分と有機酸（コハク酸，乳酸），糖（グルコース）などの窒素を含まない成分に大別され，たんぱく質，脂質，色素などの成分は除かれたものである。エキス成分は魚類では2〜5％，軟体類5〜10％，エビ，カニ類10〜12％程度含まれ呈味と深く関わっている。

⑥ **臭気成分**　　海産動物は組織中に**トリメチルアミンオキシド**（TMAO）や尿素を浸透圧維持のために含んでいる。魚の死後，TMAOは細菌などの還元酵素によりトリメチルアミン（TMA）が，尿素は酵素により分解されアンモニアがそれぞれ生成され，生臭さを呈する。鮮度が落ちるに従い臭いは強くなる。淡水魚は主に魚皮に含まれるピペリジン系化合物が生臭さを呈する。

⑦ **色素成分**　　魚の骨格筋の色調は，主にヘム色素であるミオグロビンによる。サケ・マス等の筋肉やマダイの体表などにみられる赤い色素は，主にカロテノイド色素のアスタキサンチンである。アスタキサンチンは抗酸化能や視機能改善効果などの機能性が報告されている[4]。カロテノイドは動植物に広く分布するが，動物に蓄積されるカロテノイド類は自らが合成したものではなく，摂餌した動植物から吸収されたものである。

3）死後変化と鮮度[10]

魚類の呼吸が停止した直後は筋肉の弾性や伸展性はあるが，時間の経過とと

もに筋肉が一時的に硬くなる。この現象を**死後硬直**と呼び，畜肉に比べ早く起こり硬直時間も短い。呼吸が停止すると組織への酸素供給が止まり，嫌気的条件下で筋肉中のグリコーゲンが解糖により分解され，乳酸が生成されpHが低下する。当初7.0程度のpHが5.0〜5.5程度まで低下すると解糖系酵素の一部が失活しそれ以上は下がらない。一方，死後筋原線維中のカルシウムイオン濃度の上昇によりアデノシン三リン酸（ATP）分解酵素が活性化され，ATPが消費されるとアクチンとミオシンが結合して筋肉が収縮し硬直が始まる。魚の種類や大きさ，摂餌の状況，漁獲方法，漁獲後の処理方法，保存温度等により硬直の開始や持続の時間，強さなどが異なるといわれる。硬直期が終わると**硬直解除**（**解硬現象**）および**軟化**が始まる。この現象には，筋肉中のたんぱく質分解酵素の働きが関与し，Z線，コネクチン，アクチン・ミオシン間結合の脆弱化，コラーゲン線維の断片化等により，筋肉の構造的変化が生じ軟化すると考えられる。同時に魚肉自体がもつ酵素により，たんぱく質やATPが分解して遊離アミノ酸や 5′-IMPが増加しうま味が増す。時間の経過とともに 5′-IMPはイノシン，ヒポキサンチンへと分解が進み苦味を感じるようになる。日本では鮮度の高い魚介類を刺身やすし，“あらい”など生で食べる習慣がある。“あらい”とは新鮮な白身魚のコイやタイなどの切り身を氷水にさらし身を引き締めたものである。この現象はATPやグリコーゲン含量が急速に減少して短時間で死後硬直することによるもので，鮮度の低下した魚肉では起こらない。

　死後変化によるATPの分解過程は，図5－2に示すようにATPからAMPまでは他の動物と同じ分解過程であるが，その先は動物種により異なる。獣鳥魚肉はAMPから 5′-IMPを経由するが，軟体動物は，AMPからアデノシンを経て，イノシン，ヒポキサンチンへと分解する。甲殻類は両経路をもっている。5′-IMPはグルタミン酸との相乗効果がよく知られているが，AMPもグルタミン酸との間でうま味を呈することが報告され，動物種により 5′-IMP，AMPの蓄積保持時間に差があり，うま味との関連性が報告されている。

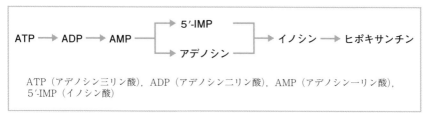

図5-2　ATPの分解過程
（鴻巣章二監修　魚の科学　p.54　朝倉書店　1994）

（2）貝　　類

1）分類と種類

　巻き貝（腹足類）は１個の貝殻からなるらせん形をした貝である。体は頭，胴，足，外套からなる。一方，**二枚貝**（斧足類）は左右２枚の貝殻で，体は痕跡的な頭部と胴，足，外套からなる。貝類の分類と種類を表５－３に示す。

表5-3　貝類の分類と種類

分　　類		種　　類
軟体動物	巻き貝（腹足類）	アワビ，サザエ，トコブシ，シッタカ，ツブなど
	二枚貝（斧足類）	アサリ，カキ，ホタテガイ，シジミなど

2）成分特性と機能

　貝類は種類によって異なるが，一般には軟体部あるいは内臓を除いた肉質部が食用とされる。アサリ，カキ，アワビなどのように身全体あるいはトリガイ，ホッキガイなどのように斧足を食用とするものと，ホタテガイ，タイラガイ，バカガイ（アオヤギ）などのように主に貝柱を食用とするものがある。

　巻き貝のアワビ，サザエともにたんぱく質の含有量は魚肉と同程度あるいはそれ以上であるが，アミノ酸価は魚肉に比べ低い。また，足筋が硬いのはコラーゲンなどが多いためである。二枚貝のアサリはビタミンB_{12}，カルシウム，鉄の含量が多く，うま味成分も多いのでよい出汁がでる。ハマグリはたんぱく質や各種ビタミン含量は低いが甘味やうま味を呈するアミノ酸等が多く含まれ，濃厚で上品な味が好まれる。シジミはビタミンB_{12}が多く含まれる。カキにはグ

リコーゲンやレチノール，鉄，銅等が多く含まれ，さらにタウリンが多い。ホタテガイ，バカガイなどの貝柱には特にタウリンが多く含まれる。タウリンには，血中コレステロール値低下作用や交感神経抑制作用等が知られている。

（3）イカ・タコ類
1）分類と種類
　イカは魚介類の中でも年間を通じて利用頻度が高い。生を調理するばかりでなく，素干しやくん製，塩辛，缶詰，冷凍食品など加工品の種類も多い。タコはイカに比べれば消費量は少ないものの，わが国では古くからイカとともに利用されている。イカ・タコの主な種類を表5－4に示す。

表5-4　イカ・タコの分類と種類

分　　類		種　　類
軟体動物頭足類	イカ類	コウイカ，スルメイカ，ヤリイカ，ケンサキイカ，ホタルイカなど
	タコ類	イイダコ，マダコ，ミズダコ，ヤナギダコなど

2）成分特性と機能[7), 11)]
　イカ・タコ類の筋肉は，水分が魚肉に比べ多いが，たんぱく質量は同程度含まれ，脂質が少なく低カロリーである。イカ類のたんぱく質成分は，筋原線維たんぱく質77〜85％，筋形質たんぱく質12〜20％，筋基質たんぱく質2〜3％である。タコ類はそれぞれ59％，31％，5％である。タコ類はイカ類に対しコラーゲン含量が2〜3倍多く含まれ，筋肉が硬い原因といわれている。イカ・タコ類にはコレステロール含量が多いが，コレステロール値低下作用をもつタウリンも豊富に含まれる。イカ墨汁の成分はメラニン色素で防腐作用がある。

（4）エビ・カニ類
1）分類と種類
　エビ・カニ類は甲殻類に属し，体の表面はかたいキチン質の外骨格に覆われている。エビ・カニともにわが国は世界の中でも有数の消費国である。エビは

国内で漁獲，養殖も行われているが多くはベトナム，インドネシア，中国などから，カニは日本海側の地域で漁獲される他，ロシア，カナダ，アメリカなどからの輸入に依存し，自給率はいずれも低い。わが国では約50種のエビ類が食されているが，中でもクルマエビ科の漁獲量が多い。カニ類は30数種類が食されている。タラバガニはカニ類ではなくヤドカリの仲間である。表5－5にエビ・カニ類の分類と種類を示す。

表5-5　エビ・カニ類の分類と種類

分　　類		種　　類
甲殻類	エビ類	イセエビ，クルマエビ，アマエビ，サクラエビ，アミ，シャコなど
	カニ類	ズワイガニ，ケガニ，ハナサキガニ，ガザミ，（タラバガニ）など

2）成分特性と機能[7]

　エビ・カニは魚肉に比べ水分がやや多いが，脂質は少なく0.5％以下である。たんぱく質は20％前後含まれる。コレステロール含量は魚肉に比べ多く，タウリンの量も多い。エビ・カニは独特の風味があり，エキスに含まれる遊離アミノ酸，アデニル酸，無機塩類の量や組成によると考えられる。エビの甘味はグリシン，アラニン等のアミノ酸が寄与している。エビ・カニの甲殻の主な成分はキチン，たんぱく質，炭酸カルシウムである。キチンを脱アセチル化処理したものがキトサンであり，陽イオン性の高分子多糖類でコレステロール値低下作用がある。甲殻類の赤色はカロテノイド色素のアスタキサンチンである。

　イセエビは形が豪華なため縁起物として珍重される大型のエビで，エキス量が多く，遊離アミノ酸のグリシンはマダイに比べ100倍も多く含まれる。

　クルマエビはエビの中でも味がよく，晩秋から冬の旬の時期にグリシン含量が最高になり甘味を増す。アジア各国からクルマエビと同属の**コウライエビ**（大正エビ），**ウシエビ**（ブラックタイガー），**クマエビ**等が輸入されている。**サクラエビ**は小型で殻が薄く内臓とともにそのまま食べられ，カルシウム，ビタミンB群の摂取が期待できる。生食でき，独特の香りが他の食材の風味を引き立たせる効果もあり釜揚げ，素干し等に加工される。**ホッコクアカエビ**は「あま

えび」の名称で知られ，グリシン含量の割合が高く，溶け出した水溶性のたんぱく質の粘性により甘味ととろみを感じる。加熱するとたんぱく質が変性し，とろみが失われて食味が悪くなるので主に生で食べられる。

　ズワイガニは産地により「マツバガニ」「エチゼンガニ」とも呼ばれ，白身魚に比べ甘味性を示す遊離アミノ酸が100〜300倍多く含まれる。

（5）そ　の　他

1）分類と種類

　甲殻類のアミやシャコ，棘皮動物のウニ類，腔腸動物のクラゲ類，原索動物のホヤなども古くから食用としている水産動物である。表5−6にその他の食用水産動物の分類と種類を示す。

2）成分特性と機能[12), 7)]

　アミや**シャコ**は甲殻類に分類される。オキアミは，甲殻類の筋肉を利用するエビ類に比べレチノールやカルシウム含量が高く，佃煮など加工食品や養殖魚の餌として利用されている。シャコもレチノール含量が高く，特にビタミンB_{12}を多く含み，ゆでてすし種として利用される。

　ウニ類と**ナマコ類**は，棘皮動物に属し体は口と肛門を結ぶ5本の体軸が放射状をなし，石灰質の骨格をもっている。ウニ類の殻は多数の小骨板が組み合わさりその上に棘がある。ナマコの骨格は退化した骨が骨片として体壁に埋もれている。ウニ類は日本各地の近海で主に棘の短い**バフンウニ**や棘の長い**ムラサキウニ**をよく見かける。わが国で漁獲されるウニは，東北から北海道にかけて生息している大型のエゾバフンウニやキタムラサキウニで漁獲量の2/3を占

表5-6　その他の食用水産動物の分類と種類

分　　類		種　　類
甲殻類	エビ類	ナンキョクオキアミ，ニホンイザアミ，シャコ，トゲシャコ
棘皮動物	ウニ類	アカウニ，バフンウニ，ムラサキウニなど
	ナマコ類	マナマコ，キンコなど
腔腸動物	クラゲ類	エチゼンクラゲ，ヒゼンクラゲ，ビゼンクラゲなど
原索動物	ホヤ類	マボヤ，アカボヤなど

める。ウニ類は生殖巣を食用とし，魚肉に比べβ-カロテン，葉酸が多く含まれ，ビタミンE含量も多い。生食のほか塩蔵，練りウニなどに加工される。ナマコの種類は多いが主に食用とされているのは**マナマコ**である。マナマコには外洋性の岩礁などに棲息するアカナマコ，内湾性の砂泥底に棲息するアオナマコ，クロナマコがある。生で消費するばかりでなく，干しナマコ（いりこ，きんこ）に加工して商品価値を高め中国に輸出している。ナマコは体壁だけでなく，生殖巣や腸管などの内臓も利用されている。ナマコは水分含量が多く，たんぱく質はほかの魚介類の１/３程度と少なく，コレステロール含量も極めて少ない。しかし，コラーゲンやコンドロイチン硫酸などが含まれ独特の食感をもつ。ナマコ腸管の加工品である**このわた**にはビタミンA，Kが多く含まれる。

　中国料理の食材として知られる**クラゲ**は傘の部分を食用とし，水分（94％）以外の主な成分はたんぱく質（５％）である。一般には**ビゼンクラゲ**を原料としてミョウバンを加え塩蔵した**塩クラゲ**が流通しており，塩抜きして調理する。

　ホヤは主に東北や北海道で水揚げされ，外皮の表面に円錐形の突起がある**マボヤ**と外皮が滑らかで微細な突起が散在する**アカボヤ**が食用とされている。ホヤのたんぱく質もナマコと同様少ないが，独特な香りや食感が好まれる。ホヤの外皮を剥ぎ内側の筋膜を酢の物や吸い物，塩辛などに利用する。

（6）魚介類の加工品[13]

　水産物は一般に天候や漁況などに左右され生産量の変動が大きく，限定された海域で一時的に大量に漁獲されることが多い。しかし，常温では鮮度低下が速く腐敗しやすい。そのため日本各地で古くから品質低下の抑制および風味向上の技術が発達し，漁獲されたものの特性を生かした水産加工品が数多く存在している。さらに，近年は冷蔵・冷凍貯蔵技術も目覚しい発展を遂げている。

1）冷凍品の種類と製法

　現在魚介類を冷凍することにより，死後変化の進行を遅らせるとともに，細菌の活動を抑え鮮度を保つことが可能となった。大型のマグロをはじめ多種類の魚介類について，その魚種に応じた冷凍技術が確立されつつある。食品を凍

結する場合，緩慢凍結より急速凍結したほうが優れた品質が得られる。

　漁獲後の原料魚は，**前処理工程**（選定，水洗，水切り，切断処理（調理），パン立て）を経て凍結する。さらに**後処理工程**（パン抜き，アイスグレーズ，包装，箱詰）を経て製品となる。

2）乾 燥 品

　① **素干し品の製造法**　　原料魚を乾燥することで水分活性を低下させ，微生物の繁殖を抑制し保存性を高めたものである。魚介類を漁獲後，直ちに水洗し，天日または温風乾燥機（50〜60℃程度）で乾燥させ製品とする。代表的なものにスルメイカやケンサキイカ等を素干しにした**スルメ**がある。イカの胴肉，頭部の中央を縦に切り開き，内臓，眼球，口ばしを取り除き，海水あるいは2〜3％食塩水で洗浄し，真水で塩分を落として乾燥する。この他，春に漁獲されるニシンから**身欠きニシン**，マダラから**干しタラ**（**棒ダラ**），カタクチイワシやマイワシの稚魚から**たたみイワシ**などいずれも鮮度がよく，脂質含量の比較的少ない魚介類から製造される。中国料理の高級食材として知られる**フカヒレ**は，サメ類の鰭（ひれ）（胸ビレ，背ビレ，尾ビレ）を切り取り乾燥したもので，コテザメ，メジロザメ等から**白ビレ**が，ネズミザメ，アオザメ等から**黒ビレ**がそれぞれ製造され，白ビレが高級とされる。

　② **煮干し品の製造法**　　魚介類を適度な濃度の食塩水の中で煮熟した後に乾燥し製品とする。加熱することにより，魚介類の酵素活性を失活させ品質の劣化を防止，表面に付着した細菌類を殺菌するなどの効果がある。イワシからはいりこや孵化後2〜3か月の稚魚が原料となる**しらす干し**（ちりめん，釜揚げ），シバエビ，クルマエビ，サクラエビを原料とする**干しエビ**，アワビ，ホタテを原料とする**干しアワビ**，**干し貝柱**などがある。

　③ **塩干し品の製造法**　　原料に食塩を加え塩蔵することで魚肉中の水分活性を低下させ，保存性を高めたものである。食塩の加え方には，**撒塩法**（まきじお）（直接塩を魚に振りかける方法）と**立塩法**（たてじお）（濃度15〜20％の塩水に浸漬する方法）がある。その他に，撒塩，立塩を組み合わせて短所を補う改良漬け，2回漬け，圧搾塩蔵法などがある。**圧搾塩蔵法**とは，魚体を適度に圧搾し浸出する水分を排出さ

せることで，塩味が比較的薄く保存性を高めたものである。これらの方法は原料魚の種類や状態などに応じて適宜組み合わせて利用されている。塩蔵品にはイワシ，サンマ，サバ，サケ，マスなどのほか，括弧内に示した各原料魚の魚卵を利用したイクラやスジコ（サケ），カズノコ（ニシン），タラコ（スケトウダラ），カラスミ（ボラ），キャビア（チョウザメ）など種類が豊富である。

④　**くん製品の製造法**　　くん（燻）製品は原料魚を調理，塩漬，塩抜き，水切り，風乾した後，煙でいぶすこと（くん煙）により乾燥（燻乾）する。**くん煙**は芳香性成分の煙を出すサクラ，ブナなどの木材を不完全燃焼させ，原料に香りづけをする。さらに，くん煙に含まれるアルデヒド類やフェノール類によって抗菌効果や酸化防止効果を高め保存性を向上させる。魚介類のくん煙法には，冷くん法と温くん法がある。**冷くん法**は魚介類の筋肉たんぱく質が熱凝固しない程度の低温で長期間（15～23℃，1日～3週間）燻乾する方法で，一般に塩分量が高く，水分量が低いため長期の保存が可能である。**温くん法**は高温で短期間（30～80℃，3～8時間）燻乾する方法で，塩分量が低く水分量が高いため保存性は劣るが，肉質がやわらかく風味がよい。くん製品の保存中に起こる成分変化として，油脂の酸化，アミノカルボニル反応による褐変などがある。

　カツオ節などの節類もくん製品に分類される。原料のカツオは脂質含量が3％以下のものが適し，高含量の原料は製造およびその後の貯蔵中に脂質酸化を起こしやすい。また，製造工程や貯蔵中に起こる身割れや色調の劣化を防ぐためには，死後硬直中の新鮮な原料を使用することが重要である[3]。節類は焙乾，カビ付けを数回行うことで，煮熟肉の水分を13～15％程度まで乾燥し保存性を高め，さらに成分変化や節類特有の香気の生成と付加により透明なうま味をもつだしが得られる。かつては「枯れ節」や「本枯れ節」が主流であったが，冷蔵や包装技術の発達により水分量が多く，カビ付けをしていない「なまり節」や「荒節」も製品化されている。図5－3にカツオ節の製造法を示す。

⑤　**みりん干しの製法**　　原料魚の頭部を切断し，腹部を開いて内臓を除き，水洗，水切り後に腹開きにする。醤油，砂糖，食塩などを配合した調味液に浸ける。製品の表面につや出しのためにデキストリンや可溶性デンプンなど

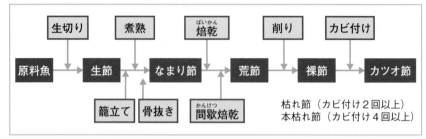

図5-3 カツオ節の製造工程

(瀬口正晴・八田一編 食品学各論（第3版） p.88 化学同人 2016 （一部改変））

を噴霧し乾燥する。脂質含量の高い製品は脂質の酸化を抑制するため−20℃以下で保存することが望ましい。

3）塩辛の製造法

塩辛は魚介類の筋肉，内臓などに食塩を加え腐敗を抑制しながら，自己消化酵素および微生物酵素の作用により，特有の味が付与された塩蔵発酵食品である。熟成によりたんぱく質の一部が分解され，ペプチドや遊離アミノ酸が生成される。代表的なものに，イカを原料とした**赤造り**（皮付き），**白造り**（皮なし），**黒造り**（イカ墨）やカツオ，サケ，ナマコなど節や干物等に加工する際の副産物（内臓）を利用したものやウニなどがある。これらの塩辛は酒のあてにすることが多いため**酒盗**とも呼ばれ，特にカツオの塩辛はこのように呼ばれる。

4）冷凍すり身の製造法

冷凍すり身は日本をはじめアメリカ，ロシア，タイ，インドなど世界各地で生産され，原料となる魚種もスケトウダラ，ホキ，ホッケ，ミナミダラ，アジ，イワシ，ハモなど，それぞれの魚肉の特徴をいかし，かまぼこをはじめ魚肉練り製品に多く使用されている。魚肉すり身は魚肉の2～5倍量の水でさらし，脂質，血液，水溶性たんぱく質などを除く操作を数回繰り返した後，脱水して作られる。このすり身を凍結したものが冷凍すり身である。しかし，すり身をそのまま冷凍保存するとたんぱく質の変性が起こるので，冷凍変性を防止するため，一般的に4％の砂糖，4％のソルビトールおよび0.2％程度のリン酸塩などを加えて調製した後，凍結保存される。

5）かまぼこの製造法

　かまぼこは，魚肉の筋原線維たんぱく質が食塩水に溶解するという性質を巧みに利用したものである。原料魚から採肉し水さらし，脱水処理した魚肉に2〜3％の食塩を加えてすり潰してから加熱すると，しなやかで弾力に富むゲルが形成される。このテクスチャーを足と呼ぶ。魚肉に含まれる無機質や水溶性たんぱく質は筋原線維たんぱく質の変性を促進し，ゲル形成能を阻害するので製造工程中に水さらしを行い，これら水溶性成分を除いている。

6）魚肉ソーセージの製造法

　魚肉ソーセージは魚肉に，副原料として豚脂，デンプン，大豆たんぱく質などと食塩，香辛料を加え練り合わせ，ケーシングフィルムに詰めて高圧加熱殺菌したものである。常温で約90日保存可能である。保存料，天然系着色料などが無添加のものや，DHAなどが強化された製品など数多く生産されている。

7）缶詰の製造法

　①　**水煮・味付け缶詰の製造**　　缶詰は食品を缶内に密封して外界から遮断し，食品に付着している微生物を加熱殺菌することで長期間貯蔵を可能にした製造法である。わが国では1877（明治10）年に缶詰工場が北海道に設置され，サケ缶詰の製造が始まった。現在はサケ，マス，サバ，イワシ，イカ，カニ，ホタテガイなど種類は多い。缶詰の製造工程は，原料の種類に応じて魚体を処理後，選別して缶に詰め，巻締め，加熱殺菌，冷却して製品となる（図5-4）。

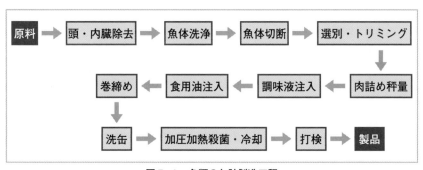

図5-4　魚類の缶詰製造工程

水煮缶詰は原料に0.2～0.7%の食塩を加えて加熱殺菌する。味付け缶詰は肉詰めした原料に醤油，砂糖，味噌などで味付けをして加熱殺菌する。

② **油漬缶詰の製造法**　主にマグロやカツオ，イワシなどを原料に製造されている。ホワイトミートはビンナガマグロを，ライトミートはキハダマグロ，メバチマグロ，カツオを原料としたものである。現在はライトミートの油漬缶詰が多くなっている。使用される油は主にサラダ油や綿実油であるが，欧州などではオリーブ油も用いられる。

8）佃煮の製法

佃煮は雑魚の保存を目的に始まったといわれ，ハゼ，ワカサギ，イカナゴなどの小魚類，アサリ，ハマグリなどの貝類，エビ，ホタルイカなどを原料に濃厚調味料（醤油，砂糖，ブドウ糖，水あめ，食塩，天然うま味成分およびうま味調味料）とともに長時間煮熟して製造される。以前は，保存性を高めるために食塩濃度の高い味付けであったが，最近は減塩嗜好の高まりや冷蔵庫などの普及により低塩分の製品が多い傾向にある。

文　献

1）大石圭一著　海藻の科学　p.4　朝倉書店　1993
2）山田信夫著　海藻利用の科学　pp.1～2, 88～128, 217～228　成山堂書店　2013
3）鴻巣章二・橋本周久編　水産利用化学　pp.281～325　恒星社厚生閣　1992
4）西川研次郎監修　食品機能性の科学　pp.730～731　産業技術サービスセンター　2008
5）小泉千秋・大島敏明編　水産食品の加工と貯蔵　pp.106～117, 291　恒星社厚生閣　2005
6）山口勝己編　水産生物化学　pp.1～3　東京大学出版会　1991
7）前掲3）　pp.25～153　恒星社厚生閣　1992
8）辻英明・五十嵐脩編著　新版食品学　pp.102～104　建帛社　2012
9）前掲4）　p.519　2008
10）渡邉悦生編　魚介類の鮮度と加工・貯蔵　pp.12～19　成山堂書店　1995
11）須山三千三・鴻巣章二編　水産食品学　pp.17～18　恒星社厚生閣　1993
12）食材魚貝大百科第3巻　pp.36～45　平凡社　2000
13）前掲5）　pp.59～76, 93～279　恒星社厚生閣　2005

6

肉類・卵類・乳類と加工食品

★ **概要とねらい**

　肉類，卵類および乳類は，総じてたんぱく質含量が高く，他の食品に比べて必須アミノ酸をバランスよく含む良質なたんぱく質供給源である。また，ビタミンB群やミネラルを豊富に含んでおり，各種機能性成分も注目されている。

　しかし，これらの食品に含まれる脂質は，植物性食品や魚類に比べると，飽和脂肪酸やコレステロールの含量が高いため，私たちが利用する上で留意しないといけないところである。なお，日本人の食生活では，これらの食品の利用により獲得されるエネルギーは，総エネルギーの21.1％にも達しており（令和元年国民健康・栄養調査），「おいしい食材」として，調理材料や加工食品として広く利用されている。

　本章では，肉類，卵類および乳類における分類や種類，構成成分の化学的特性や相互作用について学び，さらにこれらの加工食品について知識と理解を深める。

1. 肉　　類

（1）食肉の分類と種類

　食肉は，ウシ，ブタ，ヤギ，ヒツジなどの家畜，ニワトリなどの家禽（かきん），家兎（かと）や鯨肉から得た可食部分である。主要な部分は一般に筋肉であるが，脂肪組織や結合組織も含み，その構成比率は，食肉の部位により異なる。また，肝臓，心臓，消化管，舌などの臓器は食肉副生物と呼ばれ食肉に含めることもある。

1）牛　　肉

　牛肉には和牛肉，乳用肥育牛肉，交雑牛肉など国産牛肉と輸入牛肉がある。和牛は**黒毛和種**（くろげ）が主で，他に**褐毛和種**（あかげ），**日本短角種**，**無角和種**がある。赤肉の間に細かく脂肪が分散している（さしが入る，という），いわゆる**霜降り肉**が特徴である。乳用肥育牛肉は主に乳牛であるホルスタイン種の肥育雄牛から，交雑牛肉は黒毛和種など和牛と乳用種の交雑牛から得られる。輸入牛肉は，アバディーンアンガス種やヘレフォード種などから得た牛肉を，冷蔵品または冷凍品として輸入したものである。通常は24か月齢程度で食肉にするが，幼牛も利用され，生後6か月未満牛の牛肉はビール，生後6か月以上9か月未満はカーフ，生後10か月未満牛の牛肉を子牛（仔牛）肉と呼ぶ。

　流通している牛肉には部位が示され，日本食品標準成分表ではかた，かたロース，リブロース，サーロイン，ばら，もも，そともも，ランプ，ヒレの9部位を示している（図6-1）。各部位の特徴と料理，利用法を表6-1に示す。

2）豚　　肉

　発育が早く胴長で繁殖力の高いランドレース種（デンマーク原産，白色），大ヨークシャー種（英国原産，白色）や，成長が特に早く肉質がよいデュロック種（米国原産，赤褐色）を交雑させ，優れた性質を兼ね備えた三元交雑種からの豚肉が多い。輸入豚肉は主に米国，カナダ，デンマーク産で，ハンプシャー種（米国原産，黒白）なども交雑した四元交雑種もある。そのほか，**黒豚**といわれるバークシャー種（英国原産）も利用されるが，肉質が特に優れている。また，特徴

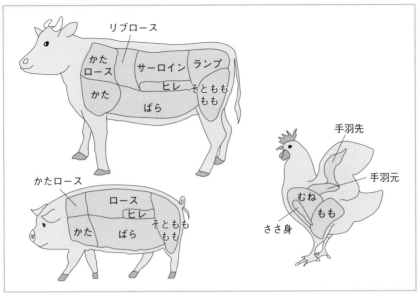

図6-1 牛肉，豚肉および鶏肉の部位

表6-1 牛肉各部位の特徴と適した料理・利用法

部位	特徴	適した料理・利用法
かた	きめが粗くかたい すじが多い	煮込み料理 スープ
かたロース	きめが細かくやわらかい 風味がよい	広範囲の牛肉料理 ステーキ，焼肉
リブロース	きめが細かくやわらかい ロースとも呼ばれる	すきやき，しゃぶしゃぶ，ロース トビーフ，ステーキ
サーロイン	きめが細かくやわらかい 風味は最高	ステーキ，ローストビーフ，しゃ ぶしゃぶ
ばら	すじが多く，きめが粗い 濃厚な風味	肉じゃが，シチュー，カルビ焼き
もも	赤肉が多くやわらかい	厚切り料理 ステーキ，ローストビーフ
そともも	赤肉が多い きめが粗く，ややかたい	薄切り料理 煮込み，炒めもの
ランプ	やわらかな赤身	広範囲の牛肉料理 とくに焼肉
ヒレ	一番やわらかい 脂肪が少ない	ローストビーフ，ステーキ

表6-2　豚肉各部位の特徴と適した料理・利用法

部位	特徴	適した料理・利用法
かた	肉色が濃い ややきめが粗く少しかたい	煮込み料理，ひき肉
かたロース	赤肉のなかに粗く脂肪 特有のコクと香り	生姜焼き，酢豚，ひき肉 広範囲の豚肉料理
ロース	適度な脂肪 きめが細かくやわらかい	トンカツ，ソテー ローストポーク
ばら	脂肪と筋肉が重層 やわらかく，風味もよい	角煮，焼き豚など煮込み料理 スペアリブ（骨付き）
もも	赤肉が多い きめが細かく，やわらかい	焼き豚，ローストポーク
そともも	赤肉が多い きめがやや粗くかたい	豚汁
ヒレ	脂肪が少ない赤身 きめが細かくやわらかい，淡白	ヒレカツ，ソテー

的な品種，その組合せ交雑や特定の飼育方法に基づいて名付けた銘柄豚が多くの地域で生産されている。特定の病原体をもたず，隔離された環境で飼育されたSPF（Specific Pathogen-Free）豚も利用されている。

　ブタはおおむね6か月の飼育期間後に出荷される。皮下脂肪が多く，肉色は牛肉より淡い紅色で，きめは細かく弾力性があるが，部位によって特徴を生かした利用法がある（図6-1，表6-2）。

3）鶏　　肉

　鶏肉のほとんどはブロイラーといわれる肉用若鶏のもので，他に地鶏，銘柄鶏の肉もある。ブロイラーは，主として肉用鶏種の白色コーニッシュと白色プリマスロックの交雑鶏で，成長速度が早く50〜56日で出荷される。肉質はやわらかく味は淡白である。地鶏は軍鶏，比内地鶏，名古屋コーチン等の日本鶏や，それらに肉用鶏種やロードアイランドレッド，横斑プリマスロックなどの卵肉兼用種を交配して作出したものである。成長が遅く100日以上飼育する場合が多い。特有の歯ごたえや旨みがある。銘柄鶏は，交配に使用した鶏種と，特定の飼育方法などを明示した鶏で，全国各地でさまざまな銘柄がある。

　主要部位は，手羽（手羽先と手羽元），むね，もも，ささ身である（図6-1）。手羽先は翼の先端から肘の部分で，肉は少ないが皮，脂肪のバランスがよい。

手羽元は肘から肩の付け根部分で風味がある。むね肉は脂肪が少なくやわらかいが、肉色も薄く淡白である。もも肉は筋肉質でややかたいが旨みがある。ささ身はむねの内側の肉で、たんぱく質が最も多く、やわらかく淡白である。

4）その他の食肉

　生後1年未満の羊肉をラム、生後1年以上の羊肉をマトンという。ラムはやわらかく、くせがない。焼肉料理のジンギスカン鍋がよく知られる。馬肉はさくら肉とも呼ばれ、生食しても脂肪の口どけがよく、独特の旨みがあるため、馬刺しとして食される。食肉加工品や鍋にも使われる。家兎肉の生産・消費は多くないが、結着力が高いため、主として食肉加工食品に混合されて使用される。その他、猪肉や鹿肉も食用にされ、それぞれぼたん肉、もみじとも呼ばれる。鹿肉は低脂肪で赤みが濃い。シチメンチョウは、クリスマス料理に用いられることが多い。鶏肉より脂肪が少なく淡白である。また、鴨肉の多くは、マガモを家禽化したアヒルの肉であり、アヒルとマガモやカルガモを交配したアイガモや野生のマガモも食用とされる。肉色が濃く特有の強い風味がある。

（2）筋肉の構造

　動物の筋肉は、臓器などにある平滑筋、心筋・骨格筋を構成する横紋筋に分けられ、食肉となるのは骨格筋である。**骨格筋**の基本構造は、**筋線維**という数cmに及ぶ長い円筒状の多核細胞が連なったものである。間には結合組織、脂肪組織や血管、神経等を含み多数束ねられて筋束を形成し、さらに筋束が多数束ねられ筋肉を形成している（図6-2）。筋束の太さで食肉の・・きめが決まる。

　筋線維の中には、細胞の長軸に沿って並行にぎっしりと筋原線維が束ねられ、横紋筋と呼ばれるように、規則的な縞模様が見える。暗く見える部分はA帯、明るく見える部分はI帯で、I帯の中央には線状のZ線がある。筋原線維はこの繰り返しで、Z線とZ線の間を筋節（サルコメア）といい筋原線維の最小単位である。A帯には筋肉たんぱく質、ミオシンが束になった太いフィラメントがあり、太いフィラメントの間に、Z線につながれた主としてアクチンが連なる細いフィラメントが入り込んでいる（図6-2）。筋肉が収縮するときは、太

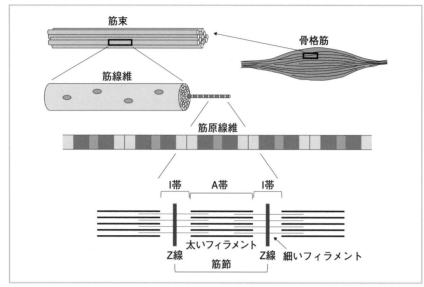

図6-2　食肉となる筋肉の構造（模式図）

いフィラメントの間に細いフィラメントが深く滑り込む。食肉のきめ，しまりといった外観や食感には，筋原線維の状態（弛緩，収縮），筋線維の太さ・長さ，結合組織や入り込んだ脂肪の量や質など筋束・骨格筋の構造が関係する。

（3）成分特性と機能

　食肉の成分構成は，家畜，家禽の種類，性別，飼育期間，飼養条件，食肉の部位などで大きく異なる。たんぱく質は約10〜20％であるが，水分と脂質は大きく変動する。炭水化物や灰分は少ない（表6－3）。

1）たんぱく質

　食肉を構成するたんぱく質は，組織での存在位置・役割と塩溶液に対する溶解性から筋原線維たんぱく質，筋形質（筋漿）たんぱく質および肉基質たんぱく質に分けられる。それらも各種のたんぱく質から構成されている（表6－4）。食肉のたんぱく質には，必須アミノ酸がバランスよく含まれている。特に，植物性食品で不足しがちなリジン，含硫アミノ酸などに富んでいる。

表6-3　食肉の一般成分組成（g，可食部100g当たり）

食品名				水分	たんぱく質	脂質	炭水化物	灰分
牛肉	和牛肉	かた	脂身つき，生	58.8	17.7	22.3	0.3	0.9
	輸入牛肉			69.4	19.0	10.6	0.1	0.9
	和牛肉	サーロイン	脂身つき，生	40.0	11.7	47.5	0.3	0.5
	輸入牛肉			57.7	17.4	23.7	0.4	0.8
豚肉	大型種肉	かた	脂身つき，生	65.7	18.5	14.6	0.2	1.0
	大型種肉	ロース	脂身つき，生	60.4	19.3	19.2	0.2	0.9
	大型種肉	ばら	脂身つき，生	49.4	14.4	35.4	0.1	0.7
鶏肉	若鶏肉	むね	皮つき，生	72.6	21.3	5.9	0.1	1.0
	若鶏肉	もも	皮つき，生	68.5	16.6	14.2	0	0.9

（文部科学省　日本食品標準成分表2020年版（八訂））

　①　**筋原線維たんぱく質**　　筋肉たんぱく質の約55％を占め，筋肉の収縮に直接関係するたんぱく質，アクチンとATPアーゼ活性をもつミオシンが主要成分である。アクチンとミオシンの結合により筋肉が収縮し，アクトミオシンが形成される。ミオシンの束の太いフィラメントとZ線をバネ状の構造でつなぐコネクチン（タイチン），アクチンが連なる細いフィラメントに結合し筋肉収縮の調節作用をもつトロポニン，トロポミオシン，Z線から細いフィラメント全長に沿って伸びるネブリンなども含まれる（図6-2，表6-4）。

　②　**筋形質（筋漿）たんぱく質**　　食肉たんぱく質の約30％を占める。筋線維の細胞活動を支える水溶性たんぱく質で，解糖系の酵素やミオグロビンなど各種のたんぱく質が含まれる。特に，ミオグロビンは食肉の色に関係する主要なたんぱく質である。牛肉や馬肉が赤いのは，

表6-4　食肉を構成するたんぱく質

筋原線維	55%	内訳
たんぱく質	ミオシン	43
	アクチン	22
	コネクチン（タイチン）	10
	トロポミオシン	5
	トロポニン	5
	ネブリン	5
	その他	
筋形質（筋漿）	30%	
たんぱく質	細胞質たんぱく質・酵素	
	ミオグロビン	
	ヘモグロビン	
	その他	
肉基質	15%	
たんぱく質	コラーゲン	
	エラスチン	
	レティキュリン	
	その他	

豚肉，鶏肉に比較してミオグロビン含量が高いからである。

　ミオグロビンはヘム鉄を結合し，食肉中では暗赤色を示すが，食肉の切断により表面が空気に触れると，ミオグロビンが酸素化され**オキシミオグロビン**になり鮮赤色に変色する（ブルーミング）。このとき鉄は2価のイオンであるが，放置すると酸化され3価になり，褐色の**メトミオグロビン**になる。鮮度が落ちた食肉の色が悪くなるのはメト化といい，このせいである。食肉を加熱すると，たんぱく質部分の変性により**メトミオクロモーゲン**が生成し灰褐色になる。

　食肉加工では，食肉の発色剤となる硝酸カリウム，硝酸ナトリウム，亜硝酸カリウムが食品添加物として使用されるが，これらは一酸化窒素としてミオグロビンと反応し，安定な赤色の**ニトロソミオグロビン**を生成する。加熱によりニトロソミオクロモーゲンになるが，褐色にはならず色調は保たれる。

　③　**肉基質たんぱく質**　　肉基質たんぱく質は結合組織や血管壁などに含まれる不溶性の硬たんぱく質で，約15%を占める。魚肉と異なり組織がしっかりしているのは，肉基質たんぱく質が多いからである。主要成分はコラーゲンであるが，エラスチン，レティキュリンなども含まれる。コラーゲンは，構成アミノ酸の1/3がグリシン，プロリンとヒドロキシプロリンが20%で，システインやトリプトファンを含まない非常に偏ったアミノ酸組成をしている。3本のポリペプチド鎖がらせん状により合わされ，さらに架橋して組織を支えている。そのため食肉のかたさには，コラーゲンの量と架橋度が大きく関係する。また，コラーゲンを水中で加熱すると，分子がほぐれて断片化（**ゼラチン化**）する。すじが多くてかたい食肉を煮込み料理にするのは，ゼラチン化により肉をやわらかくするためである。コラーゲンから得た水様性のゼラチンは，スープやゼリーなどに広く利用される。エラスチンは，コラーゲンを束ねる役割をしており，腱や血管壁にある弾力性に富むたんぱく質である。

　2）脂　　質

　食肉の脂質は，蓄積脂肪と組織脂肪に分けられる。**蓄積脂肪**は，皮下，各種臓器周囲や筋肉間に存在する脂肪細胞に蓄積されたもので，そのほとんどは**トリアシルグリセロール**である。蓄積脂肪の量や性質は，家畜・家禽の種類，飼

料の成分や量などの飼養条件，食肉の部位に左右され変動が大きい。和牛肉に
みられる霜降りは，和牛に特有な遺伝的な性質を利用し特別な肥育を行って得
られたもので，筋肉の間に細かく入った蓄積脂肪である。組織脂肪は，細胞膜
の構成成分で，リン脂質，糖脂質，コレステロールなどの複合脂質からなり，
蓄積脂肪のような量や性質の変動は少ない。

　食肉脂質の性質は構成脂肪酸の影響を大きく受け，食肉の舌触り，口どけに
関係する。最も多く含まれる脂肪酸はオレイン酸で，パルミチン酸，ステアリ
ン酸などの飽和脂肪酸も多い（表6－5）。和牛肉が輸入牛肉より舌触りがよく
牛脂の口溶けを感じるのも，ステアリン酸が10％少なく，その分オレイン酸が
多く飽和脂肪酸含量で大きな差があるためである。牛や羊など反すう動物で

表6-5　食肉に含まれる脂肪酸 （単位：g/100 g脂肪酸総量）

	牛肉（リブロースー脂身つき，生）		羊肉（マトンーロースー脂身つき，生）	豚肉（大型種ーロースー脂身つき，生）	鶏肉（若鶏肉ーももー皮つき，生）
	和牛肉	輸入牛肉			
飽和脂肪酸	38.8	52.8	53.1	44.2	33.8
一価不飽和脂肪酸	58.4	44.3	43.1	43.3	51.9
多価不飽和脂肪酸	2.7	2.8	3.9	12.5	14.3
14：0 ミリスチン酸	2.4	3.6	2.6	1.6	0.9
16：0 パルミチン酸	24.3	25.9	26.1	25.6	25.9
18：0 ステアリン酸	10.9	20.3	21.9	16.2	6.7
16：1 パルミトレイン酸	4.3	2.2	1.3	1.9	6.5
18：1 オレイン酸ほか	51.8	40.6	40.9	40.3	44.6
18：2 リノール酸	2.4	2.1	2.4	10.8	12.5
18：3 α-リノレン酸	0.1	0.3	1.0	0.5	0.6
20：4 アラキドン酸	0.1	0.2	0.2	0.3	0.6

（文部科学省　日本食品標準成分表2020年版（八訂）脂肪酸成分表編）

は，飼料に含まれる不飽和脂肪酸が反すう胃で一部飽和化（水素添加）されるため，豚肉や鶏肉に比較してリノール酸，多価不飽和脂肪酸含量が目立って少ない。こうした脂肪酸組成を反映し，牛脂，羊脂，豚脂（ラード），鶏脂の融点は，それぞれ40～50℃，44～55℃，28～45℃，30～32℃である。反すう動物では胃の中の微生物の働きにより一部の不飽和結合の異性化が起こり，トランス脂肪酸が生成する。そのため，牛肉や羊肉の脂質にはトランス脂肪酸が2～5%含まれる。牛乳や乳製品にも存在し，全脂肪酸の1～6%を占めている。

3）炭水化物

食肉中の炭水化物含量は1%未満と少ない。屠殺前に筋肉に貯蔵されているグリコーゲンは，食肉への処理過程の間に嫌気的解糖により消費されて，乳酸に変化するためほとんど残らないが，炭水化物の大部分は，グリコーゲンとその中間代謝物である。その他，結合組織に含まれるコンドロイチン硫酸などのグリコサミノグリカンや核酸構成成分のリボースなどがある。ただし，副生物のうち牛や豚の肝臓（レバー）では，3%前後の炭水化物含量を示す。

4）無機質とビタミン

食肉中の無機質含量は約1%である。カリウムが最も多く，リン，ナトリウム，マグネシウムも多い。カルシウムや亜鉛も含まれる。鉄の含量は，野菜や大豆などと比較して高くはないが，ヘム鉄の吸収がよいため食肉は鉄の給源として重要である。牛肉や馬肉が，豚肉や鶏肉に比較して赤く，ミオグロビンが多いことに伴い，鉄も多く含む。牛肉の赤肉では2～3 mg/100 gのところ，豚肉の赤肉では1 mg/100 g前後，鶏肉のささ身では0.2 mg/100 gである。

食肉にはビタミンB群は比較的多く含まれており，特に豚肉ではビタミンB_1が多い。肝臓（レバー）は，ビタミンAが豊富で，ビタミンCも含まれる。

5）その他の機能性成分

食肉に含まれる機能性成分として，イミダゾールジペプチドとも呼ばれるアンセリンやカルノシンがあり抗酸化性をもつ。脂質代謝を促進するカルニチンは，体内でも合成されるが赤肉はよい給源である。食肉を分解したペプチドには血圧低下作用も知られている。

（4）死後硬直，解硬と食肉の熟成

　動物は死ぬと徐々に体がかたくなるが，この現象は死後硬直として知られている。その後，解硬といわれる軟化現象が起きる。この解硬の間に，適切な風味や特性が与えられて食肉の熟成が進み，加工や消費用に提供される。

1）死後硬直

　死後硬直に至る一連の反応は以下のようである。と殺後心肺機能停止により酸素の供給が絶たれると，好気的解糖経路によるATP生成ができず，筋肉組織・細胞の維持・活動に必要なATPの生成は，筋肉内貯蔵のグリコーゲンの嫌気的解糖に依存する。しかし，それに伴い乳酸が生成し，蓄積してくると筋肉のpHは7付近から5近くまで下がりATPの供給は減少し，筋小胞体からは，カルシウムイオンが漏出してくる。このカルシウムイオンが細いフィラメント上のトロポニンに結合すると，筋肉収縮の邪魔をしているトロポミオシンを動かし，細いフィラメントを構成するアクチンと，太いフィラメントを構成するミオシン分子の頭部が結合できるようになる。次いで，ATPのエネルギーを使って，ミオシンの頭部がアクチンを強く引っ張りながら結合し，アクトミオシンを形成する。その結果，細いフィラメントは太いフィラメントの間に深く引き込まれて筋肉は収縮し，かたくなる。生命活動があれば，ATPの供給や漏れ出たカルシウムイオンの回収が行われ，筋肉は元に戻り弛緩するが，死後はそれらが停止するため，収縮した筋肉は硬直したままとなる。

　死後硬直が始まり最もかたくなる最大死後硬直に至る時間は，動物の種類や温度により異なるが，牛で24時間，豚で12時間，鶏では2～3時間である。

2）解硬と食肉の熟成

　死後硬直した食肉は，解硬により徐々に軟化するが，その間には，Z線周辺やI帯の筋原線維が緩んでくる。その主な要因は，筋肉中に含まれ，カルシウムイオンで活性化されるたんぱく質分解酵素のカルパインなどが，筋原線維の構造を支えているコネクチンやネブリンを切断・分解（自己消化）するためと考えられている。自己消化により筋肉たんぱく質からペプチドや遊離アミノ酸が生成し，呈味成分としてうま味に寄与する。同時に，食肉のやわらかさととも

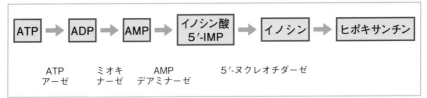

図6-3　ATPの分解経路と関係する酵素

に，おいしい食肉に欠かせない保水性や結着性も増してくる。また，ATPの酵素分解によって生成したイノシン酸（5′-IMP）も食肉のうま味に寄与する（図6－3）。5′-IMPから，呈味性のないイノシンへの変化に働く5′-ヌクレオチダーゼの活性が，5′-IMPを生成するAMPデアミナーゼより活性が低いため，5′-IMPが蓄積し，緩やかに消失するのも食肉の風味に貢献している。

　このように，と殺後，食肉を一定期間保蔵して死後硬直後，解硬が起こり，その間に食肉に良好な物性と風味を与える過程を食肉の熟成という。熟成に要する期間は，牛肉で10日，豚肉で3〜5日，鶏肉で0.5〜1日程度である。

（5）食肉加工品

1）ハ　　ム

　ハム類には，日本農林規格により骨付きハム，ボンレスハム，ロースハム，ショルダーハム，ラックスハムがあり，いずれも豚肉を使用し，くん煙する場合としない場合がある。**骨付きハム，ボンレスハム**は，ともにもも肉を原料とし，骨付きハムは骨付きのまま整形，塩漬したもので，加熱しない場合もあり，ケーシングも用いない。**ロースハム，ショルダーハム**は，それぞれの豚肉の部位を使用し，ボンレスハムと同様，湯または蒸気により加熱処理される。**ロースハム**の代表的な製造工程を図6－4に示した。図中の「充填」とはケーシングに塩漬肉を詰める操作である。**ラックスハム**では豚のばら肉以外の部位を使用して，整形，塩漬，ケーシングで包装し乾燥したもので，生ハムの一種である。生ハムでは，他のハムで通常行われる加熱処理がなく，くん煙する場合も低温で行う。その他，豚肉やそれ以外の食肉の塩漬した肉塊を寄せ集め，**つな**

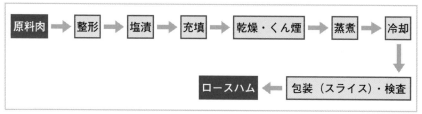

図6-4　ロースハムの製造工程

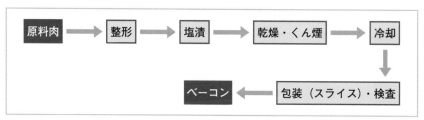

図6-5　ベーコンの製造工程

ぎと呼ばれる，ひき肉にデンプンや各種食用たんぱく質を加えて練り合わせたものや，重合リン酸塩などの結着補強材で一体化した，プレスハムがある。

2）ベーコン

　豚ばら肉を塩漬し，くん煙したベーコンが一般的である。代表的なベーコンの製造工程を図6－5に示した。豚ロース肉を使用したロースベーコンや豚かた肉を使用したショルダーベーコンもある。くん煙後の加熱処理は行わない。

3）ソーセージ

　ソーセージは，原料肉（家畜，家禽や家兎などの肉）を塩漬し，ひき肉にして，調味料や香辛料，その他の添加物を加え練り合わせる。それをケーシングに充填した後，くん煙し，加熱する工程が一般的である（図6－6）。塩漬，くん煙，加熱をしないものもある。原料としては，家畜，家禽や家兎の肉などのほか，臓器類や一定限度の魚肉が用いられることもある。添加量に限度があるが，デンプンや小麦粉，植物性たんぱく質，乳たんぱく質などの結着材や，種ものといわれる野菜，穀粒やチーズなどを加えた製品もある。ソーセージは，原料のほか，製法やサイズなどで多種類に分類される。水分含量による保存性からは，ウインナソーセージ，フランクフルトソーセージ，ボロニャソーセージな

どのドメスティックソーセージと，セミドライソーセージ，サラミソーセージ，ドライソーセージなどのドライソーセージに分類される。ドライソーセージの場合は，加熱処理は行わない。ウインナソーセージ，フランクフルトソーセージおよびボロニャソーセージでは，ケーシングとしてそれぞれ羊腸，豚腸および牛腸を使用するか，または製品の太さが，それぞれ20 mm未満，20 mm以上36 mm未満および36 mm以上と決められている。

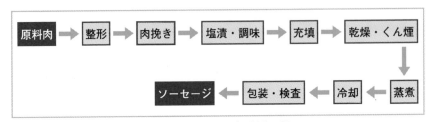

図6-6　ソーセージの製造工程

4）コンビーフ

英語ではcorned beefといい，本来は牛肉を粗塩で漬けたものであるが，わが国では牛肉を塩漬し，煮た後ほぐしたものに油脂，調味料や香辛料を加え，缶詰にしたものが一般的である。ほぐさないものや，その他のものを加えない場合もある。缶詰の形が枕に似ている枕缶に入っていることが多い。牛肉以外の食肉を使用した場合にはコーンドミート，そのうち牛肉が20％以上の場合にはニューコーンドミート，ニューコンミートと呼ばれる。

5）牛肉の大和煮

食肉を砂糖，醤油，みりんやショウガなどの香辛料で，濃く味付けした煮物を大和煮というが，牛肉を調理した缶詰食品が一般に流通している。

6）ビーフジャーキー

牛肉を塩やその他の調味料で塩漬，香辛料などでも味付けし，薄く延ばして乾燥させた保存性の高い乾燥食肉製品である。醤油による味付けやくん煙した製品もある。そのままおつまみとして食されることが多いが，スープの食材として用いられることもある。

2．卵　　類

　わが国で主に利用されている鳥卵は，鶏卵，ウズラ卵，アヒル卵で，この他にホロホロ鳥卵，ダチョウ卵などもあるが，鶏卵が大部分を占めている。卵類は，たんぱく質，脂質の含量が多く，ビタミンなどもビタミンCを除いてバランスよく含んでいる。また，たんぱく質も，必須アミノ酸のバランスがよい。

（1）卵の種類
1）鶏　　卵
　鶏卵の中で，いわゆる**白玉**は，白色レグホン種，**赤玉**はロードアイランドレッド種の鶏の卵である。卵殻が薄緑色の**アローカナ**も販売されている。

　白色レグホン種の鶏は，年間約280個産卵するが，ロードアイランドレッド種の鶏の産卵数は，200〜250個である。鶏卵は，61 gを平均とし（M：58〜64 g），6 gごとのグループ（LL，L，M，MS，S，SS）で販売されている。

2）鶏卵の構造
　鶏卵は，卵殻部，卵白部，卵黄部で構成されるが，各部の割合は卵殻部約10％，卵白部約60％，卵黄部約30％である。**卵殻部**は，外側からクチクラ，卵殻，卵殻膜で構成される。**クチクラ**は，卵殻表面に分泌された粘液が乾燥した被膜で，水分や微生物の侵入を防いでいる。**卵殻**は炭酸カルシウムが主成分で，気孔と呼ばれる小孔が多数（7,500〜15,000個）ある。卵殻の内側には，2層の**卵殻膜**（外膜と内膜）が密着していて，微生物の侵入を防いでいる。

　卵白部は，水溶性卵白，濃厚卵白，カラザに分かれる。卵黄の表面はカラザ層で覆われ，ひも状に伸びた**カラザ**が卵殻の鈍端と鋭端に付着して卵黄を中心に固定している。カラザ層の外側に**内水溶性卵白**があり，この外側に**濃厚卵白**が，さらにこの外側に**外水溶性卵白**が存在する。

　卵黄は，黄色卵黄と白色卵黄が交互に層状の組織を作り，卵黄膜で覆われている。卵黄表面の白い斑点は，**有精卵**では胚盤，**無精卵**では卵核に相当する。

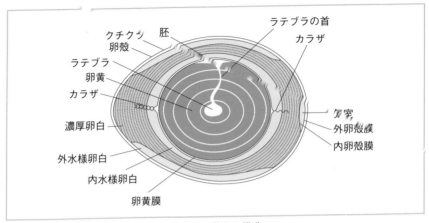

図6-7　鶏卵の構造

（小関正道・吉川秀樹編著・三訂マスター食品学Ⅱ　p.117　建帛社　2021）

3）鶏卵の成分と機能

　鶏卵の一般成分含量は，卵黄と卵白で異なる。全卵では，約12％のたんぱく質を含むが，卵黄には約17％，卵白には約10％である。脂質は卵黄にそのほとんどが含まれ，ビタミン含量，ミネラル含量も卵黄が卵白より高い。

　① **鶏卵の成分**　卵黄部の約51％が固形物であり，固形物の約32％がたんぱく質，約67％が脂質である。たんぱく質の大部分はリポたんぱく質として存在する。卵黄固形物の約65％が**低密度リポたんぱく質**（low density lipoprotein, LDL）で，これは80～89％の脂質を含んでいる。固形物の約16％が**高密度リポたんぱく質**（high density lipoprotein, HDL）で，21～22％の脂質を含んでいる。この他に**水溶性たんぱく質**のリベチンが約10％，**リンたんぱく質**（約10％のリンを含む）のホスビチンが約4％含まれている。ホスビチンは，カルシウムやマグネシウムのような2価の金属イオンと結合する性質をもつ。

　卵白部は11.7％が固形物であり，固形物の約86.3％がたんぱく質，6.0％が無機質である。この他わずかのビタミンB群が含まれている。卵白たんぱく質の約54％が熱凝固性のある**オボアルブミン**であり，12％が鉄結合性の強い**オボトランスフェリン**，11％が**オボムコイド**（トリプシン阻害活性をもつ）である。他

に卵白の粘稠性に関係する巨大糖たんぱく質オボムチン，泡立ちに関係するオボグロブリンG_2，G_3，グラム陽性菌に対し溶菌活性を示すリゾチーム，ビオチンと結合して細菌の増殖を阻止するアビジンなどが含まれている。

②　**鶏卵の機能**　　卵黄は，低密度リポたんぱく質（LDL）やレシチンの作用により乳化性に優れている。一方卵白は，起泡性に優れている。卵白を構成するたんぱく質では，オボグロブリンやオボトランスフェリンは泡立ち性が大きく，オボムチンは泡の安定性に関与している。卵白は，55℃の温度で白濁しはじめ，70℃で白濁した流動性のゲルを，80℃で硬いゲルを形成する。一方卵黄は65℃で粘度が上昇し，70℃で粘り気のあるゲル，75℃で硬いゲルを形成する。温泉卵は，殻付き卵を70℃の湯で20～30分間加熱し，卵白がゼリー状で卵黄がねっとりと流動性を失った状態にしている。卵を－6℃以下に凍結するとゲル化する。これはリポたんぱく質が凍結変性を受けるためである。

4）卵の鮮度

卵を貯蔵すると，卵殻表層のクチクラが摩擦により徐々に剥離し，気孔から二酸化炭素や水が放出される。この結果，卵白のpHが上昇し（産卵直後の卵白のpHは約7.5であるが，CO_2の散逸により約9.5になる），卵殻表面の付着細菌が侵入し，卵の品質を低下させる。卵の品質は，保存温度が高いほど早く低下する。そこで卵は4℃以下の温度で流通，保存することが望ましい。

（2）卵の加工品

卵の加工品には，液卵，乾燥卵などの一次加工品（二次加工品の原料となる）と，マヨネーズ，ピータンなどの二次加工品がある。

1）液　　卵

殻付き卵を割卵後，そのままあるいは卵黄と卵白に分離し，**液全卵，液卵黄，液卵白**として販売している。ろ過で卵殻片やカラザを除去し，55～60℃で3～4分間殺菌したものが，チルド温度帯または凍結品として流通している。

2）凍　結　卵

液卵を－15℃以下に凍結したものである。卵黄は凍結により低密度リポたん

ぱく質が変性して，徐々に粘度が高くなり，液状には戻らなくなる。そこで全卵や卵黄を凍結する際には，5～10％の食塩や，10～20％のショ糖を加えることが多い。卵白は凍結による変性が少ないのでこれらを加える必要はない。

3）乾 燥 卵

液卵を噴霧乾燥器（スプレードライヤー）などで乾燥したものである。乾燥の際，卵中の微量のグルコースが卵たんぱく質とアミノカルボニル反応を起こすと褐変し，不溶化も起き，嫌なにおいを生じる。そこであらかじめ乾燥前に酵母を加えてグルコースを水と炭酸ガスにするか，酵素グルコースオキシダーゼを加えてグルコン酸に酸化する方法などが用いられる。**乾燥全卵**，**乾燥卵黄**は各種ミックス類に配合され，水で戻したものはパン，クッキー，プリン等に使用できる。**乾燥卵白**はクッキー，中華めん，うどん，そば等に使用される。

4）酵素処理卵

卵のもつ機能性を，酵素処理することで高めたり消失させているものである。卵たんぱく質をプロテアーゼで処理すると，ペプチド結合が加水分解され，凝固性を下げることができる。卵から卵白を分離する際に，微量の卵黄が混入すると，卵黄中の脂質が卵白の気泡性を低下させる。そこで卵白をあらかじめリパーゼ処理することで脂質を分解している。卵黄中のリポたんぱく質は，乳化性をもっているが，ホスホリパーゼで処理するとリゾリン脂質—たんぱく質複合体が生じる。これは，より高い乳化性をもち，熱に対する抵抗性も示す。

5）ロングエッグ

ロングエッグマシンを用い，二重の金属チューブの外側に卵白液を入れ加熱凝固させる。次に中側のチューブを引き抜き，卵黄を入れて加熱凝固させると金太郎あめ状のゆで卵（卵白62％，卵黄38％）ができる。あらかじめカットされているものもある。ラーメンやピザのトッピングに使われる。

6）ピータン

ピータンは，アヒル卵の殻付き加工品である。消石灰，炭酸ナトリウム，草木灰などのアルカリ剤に，食塩，紅茶葉またはその煎じ汁，水を加えて練ったペーストを**アヒル卵**の殻に1cmほどの厚さでぬり，もみ殻をまぶして，25～35

℃で4〜6週間置いて製造される。卵殻を浸透したアルカリにより卵白や卵黄が凝固し，発生したアンモニアや硫化水素により独特の味やにおいが生じる。鶏卵やウズラ卵を同様に加工したものもある。中華料理に用いられる。

3. 乳　　類

　乳は哺乳動物の乳汁で，その子どもを育てるために必要な栄養成分をバランスよく含んでいる。「乳及び乳製品の成分規格等に関する省令」（乳等省令）では，生乳，牛乳，特別牛乳，生山羊乳，殺菌山羊乳，生めん羊乳，生水牛乳，成分調整牛乳，低脂肪牛乳，無脂肪牛乳及び加工乳が含まれ，牛乳が生産量の大部分を占めている。

　日本で飼育されている乳牛は，大部分がホルスタイン種で，このほかにジャージー種，ガンジー種，ブラウンスイス種がある。ホルスタイン種は，乳量が多いが，乳成分中の脂肪やたんぱく質の含量が低い。一方ジャージー種やガンジー種は，脂肪含量が高い。乳は，牛乳として飲用される他に，種々の加工食品の原料として用いられている。

（1）飲 用 乳

1）乳 の 種 類

生　乳：搾乳したままの牛の乳をいう。世界で生産される乳の大部分は牛乳であるが，約13％が水牛乳である。

牛　乳：直接飲用に供する目的で販売される牛の乳をいう。規格では乳脂肪分3％以上，無脂乳固形分8％以上となっている。

特別牛乳：特別牛乳搾取処理業の許可を受けた施設で，高度の衛生管理のもとで，搾乳から処理まで一貫して行われたものである。規格では乳脂肪分3.3％以上，無脂乳固形分8.5％以上となっている。

成分調整牛乳：牛乳から成分（水分，乳脂肪分，無機質など）の一部を除去した

乳をいう。牛乳を遠心分離して，乳脂肪を除去したもの，膜分離技術を用いて水分を除き，乳固形分を高めたものなどがある。

低脂肪牛乳・無脂肪牛乳：成分調整牛乳で，乳脂肪分を除去して規格の範囲内にしたものである。

加工乳：生乳，牛乳，もしくは特別牛乳またはこれらを原料として製造した食品を加工したものである。生乳，牛乳の他に，脱脂乳，全粉乳，脱脂粉乳，クリーム，バターなどを加えたものである。

2）乳の成分

　分娩後5日以内に分泌される初乳は，その後に分泌される常乳に比べて，たんぱく質（アルブミンやグロブリンなど）やビタミンAの含量が高い。そこで子牛に飲ませて免疫系を確立させている。初乳は乳等省令により販売が禁止されている。常乳から作られる牛乳の一般成分組成は，水分87.4%，たんぱく質は3.3%，脂質は3.8%，炭水化物は4.8%，灰分は0.7%含まれている。

　①　**たんぱく質**　　牛乳のたんぱく質の約80%がカゼイン，残りが乳清たんぱく質（ホエーたんぱく質）である。乳清たんぱく質はβ-ラクトグロブリン，α-ラクトアルブミンなどを含んでいる。

　②　**カゼイン**　　牛乳に酸を加えてpH4.6にすると，沈殿するたんぱく質がカゼインである。カゼインは単一なたんぱく質ではなく，αs_1-，αs_2-，β-，κ-（カッパ）の4種類からなる。それぞれの割合はαs_1-（37%），αs_2-（10%），β-（35%），κ-（12%）である。各カゼインは牛乳中で，小さなサブミセル（直径10〜15 nm）を作り，これが炭酸カルシウムを介して**カゼインミセル**と呼ばれる球形のマクロ会合体（平均直径150 nm），を形成している。

　カゼインに**レンネット**（子牛の第4胃から抽出された凝乳酵素，レンニン，キモシンとも呼ぶ）を作用させると，κ-カゼインのペプチド結合が加水分解を受け，疎水性部分が露出して凝集し，凝固物（**カード**）を形成する。チーズの製造にこの原理が用いられる。カゼインは，加熱（140℃）やアルコール添加によっても凝固する。牛乳は，ハードカードを形成するが，人乳はソフトカードとなる。ハードカードはソフトカードに比べて消化・吸収されにくいので，乳児用ミル

クの製造の際にはソフト化が図られている。

③　**乳清たんぱく質（ホエーたんぱく質）**　　β-ラクトグロブリンは，牛乳たんぱく質の約12%，ホエーたんぱく質の約50%を占める。乳中で唯一シスチンを含むたんぱく質で，熱により凝固する。牛乳の加熱臭に関係している。α-ラクトアルブミンは，ホエーたんぱく質の約20%を占める。熱により凝固する。牛乳を加熱した際に生じる皮膜の主成分（約90%）は脂質であるが，加熱変性を受けた乳清たんぱく質も含まれている。免疫グロブリン（Ig）は初乳中に多く含まれているたんぱく質で，牛ではIgGが最も多い。ラクトフェリンは鉄結合性のたんぱく質で，抗菌作用，抗ウイルス作用を有する。

④　**脂　質**　　ホルスタイン種の生乳中には3.7%，ジャージー種の生乳には5.2%の脂質が含まれる。脂質の97〜98%がトリアシルグリセロールで，リン脂質は約1%，コレステロールは0.2〜0.4%である。脂質の95%以上は脂肪球（直径1〜8μmの球で，脂質がたんぱく質を主成分とする脂肪球膜でおおわれている）として，水中油滴型エマルション（O/W）の形で牛乳中に分散している。脂肪球は時間とともに浮上しクリーム層を形成するので，均質化処理により1μm以下に微細化し，品質の均一な牛乳にしている。牛乳の脂肪酸組成は，飼料，季節等により変動する。乳脂肪の主要な脂肪酸は，パルミチン酸（$C_{16:0}$），オレイン酸（$C_{18:1}$），ステアリン酸（$C_{18:0}$）である。またC_4からC_6の低級脂肪酸（短鎖脂肪酸）（酪酸（$C_{4:0}$），ヘキサン酸（$C_{6:0}$）等）を10%ほど含む。短鎖脂肪酸は，バターが変敗した時の不快臭の原因となる。リン脂質はレシチン：セファリン：スフィンゴミエリン＝34.5：31.8：25.2の割合である。

⑤　**炭水化物**　　牛乳の炭水化物含量は，4.8%である。炭水化物の約99%がラクトース（乳糖）であり，他に微量のグルコース，ガラクトースを含んでいる。牛乳のラクトース含量は人乳（6.4%のラクトース含量）に比べて低い。ラクトースはヒトの小腸内で，β-ガラクトシダーゼ（ラクターゼ）により加水分解されガラクトース，グルコースとして吸収される。ラクトースは，ビフィズス菌の増殖を促し，カルシウムや鉄の吸収も促進する。β-ガラクトシダーゼ活性が低下または欠損している大人が牛乳を飲むと，分解されなかったラクトース

が消化管下部にたまり腹痛や下痢を起こす（乳糖不耐症）。

⑥ **無機質**　牛乳の無機質含量は0.7％で，カリウム，カルシウム，リン，ナトリウム，マグネシウム等である。カルシウムの約70％がカゼインミセルと結合したコロイド（不溶性）で，約30％が可溶性成分（クエン酸塩やイオン化したカルシウム）である。牛乳はカルシウムの吸収性が高い食品である。

⑦ **ビタミン**　牛乳中には，脂溶性ビタミンのA，D，E，Kと水溶性ビタミンのB群（B_1，B_2，B_6，ナイアシン，パントテン酸，葉酸，B_{12}）やビタミンCが含まれている。ビタミンA，D，E，Kは脂肪球中に，その他は乳清中に存在する。牛乳中のビタミン含量は，乳牛の品種，季節，飼料等によって変動する。

3）牛乳の製造法

工場に受け入れられた生乳は，乳温，外観，風味，アルコールテスト，比重，酸度，乳脂肪分，無脂乳固形分，細菌数，抗生物質などについて検査が行われる。検査に合格した生乳は，ろ過，冷却後，遠心分離器で微細な異物や塵埃が除去される（清澄化）。次に予備加熱後，均質機（ホモジナイザー）により，脂肪球が1μm以下に微細化される。さらに有害な病原微生物を死滅し，製品の品質に影響を与える酵素を失活させるために殺菌工程に入る。

牛乳の殺菌法は，**低温保持殺菌法**（low temperature long time pasteurization：**LTLT法**，61〜65℃で30分），**高温短時間殺菌法**（high temperature short time pasteurization：**HTST法**，70〜75℃，15〜18秒），**超高温殺菌法**（ultra hightemperature pasteurization：**UHT法**，120〜150℃，1〜3秒）などがある。

LTLT法は，有害な病原微生物を死滅させる方法である。この方法は，栄養成分の損失が少なく，加熱臭も生じない。しかしわが国ではUHT法による加熱殺菌が主流である。135〜150℃で0.5〜5秒加熱したUHT処理乳では，耐熱性胞子を死滅させることができる。このような牛乳は，室温で2か月間保存可能なので，ロングライフミルク（LL牛乳）と呼ばれる。殺菌された牛乳は，すぐに5℃以下に冷蔵され，紙容器やガラス瓶などに充填される。

4）乳飲料の製造法

生乳，牛乳，特別牛乳，粉乳，バター等の乳・乳製品を主原料として，糖類，

色素，ビタミン，無機質等を添加した飲料である。①コーヒー乳飲料，フルーツ乳飲料，②生乳，牛乳にカルシウム，鉄，ビタミンA，D，E等の栄養素を強化したもの，③乳糖不耐症者用の乳糖分解乳（ラクターゼ処理乳）等がある。

（2）乳の加工品

1）クリームの製造法

牛乳を遠心分離し，上層に浮上する脂肪を主とする画分をクリームという。乳等省令では，乳脂肪分18%以上，酸度0.2%以下，生菌数1mLあたり10万以下と定めている。ホイップ用クリームは脂肪率35〜47%，コーヒー用クリームは脂肪率20〜35%が用いられる。クリームを乳酸発酵させた発酵クリームもある。

2）バターの製造法

バターは牛乳から分離したクリームを攪拌して，脂肪を塊状に集合させたものである。乳等省令では，乳脂肪分80%以上，水分17%以下，大腸菌群陰性と規定されている。食塩を1.5〜2%加えた**加塩バター**と加えない**無塩バター**があり，原料クリームを乳酸発酵させた**発酵バター**（酸性バター）と**非発酵バター**（甘性バター）がある。バターの製造では，まず原料乳を遠心分離してクリームと脱脂乳に分離する。このクリームの脂肪含有量は35〜40%である。これを殺菌後，冷却してから，8時間以上放置して脂肪の結晶化を促進させる（エイジング）。次にクリームをチャーン（木製または金属製の樽型の容器）に入れ，攪拌する（チャーニング）。この際脂肪球がぶつかり合い脂肪球膜が破れ，脂肪が粒状に集合したバター粒が形成される。バター粒を水洗してから，加塩バターの場合は食塩を加え，低温で練り上げ均一な組織にする（ワーキング）。でき上がったバター塊を，一定の大きさに分割し，包装して紙箱に詰め冷蔵する。クリームは水中油滴型（O/W）のエマルションであるが，バターは油中水滴型（W/O）のエマルションになっている。

3）チーズの製造法

チーズには，乳に乳酸菌や凝乳酵素（キモシン）を添加してたんぱく質や脂肪

表6-6　ナチュラルチーズの分類

ボディの硬軟	熟成に関与する微生物		チーズ名〔生産国〕
特別硬質 水分30〜35%	細　菌		グラーナ，パルミジャーノ・レッジャーノ〔イタリア〕 ペコリーノ・ロマーノ，サバサーゴ〔イタリア〕
硬　質 水分30〜40%	細 菌	大きなガス孔（眼）	エメンタール〔スイス〕，グリュイエール〔フランス〕
		小さなガス孔	ゴーダ〔オランダ〕，エダム〔オランダ〕 サムソー〔デンマーク〕，フィンボ〔デンマーク〕 プロバローン〔イタリア〕
		ガス孔なし	チェダー〔英，米〕，チェシャー〔英〕，コルビー〔米〕
半硬質 水分38〜45%	細　菌		ブリック〔米〕，マンステル〔ドイツ〕 ティルシット〔ドイツ〕，ハバルティ〔デンマーク〕 リンブルガー〔ベルギー〕，ポート・ド・サルー〔フランス〕
	か　び		ロックフォール〔フランス〕，ゴルゴンゾラ〔イタリア〕 スティルトン〔英〕，ブルー〔フランス，米，デンマーク〕
軟　質 水分40〜60%	か　び		カマンベール〔フランス〕，ブリー〔フランス〕 ベル・ビー〔イタリア〕
	熟成させないもの		カッテージ〔米〕，スフシャトー〔フランス〕 クリーム〔米〕

（日本乳業技術協会編　乳業事典　朝倉書店　1971）

を固形状にしたものと，凝固物から水分（ホエー：乳清）を部分的に取り除いて得られたものがある。また，未殺菌のナチュラルチーズと何種類かのナチュラルチーズを加熱，溶融，乳化して保存性を高めたプロセスチーズがある。

　①　**ナチュラルチーズ**　　乳，バターミルク，クリームまたはこれらを混合したものを乳酸菌で発酵させるか，または酵素を添加して凝固させたカードから，ホエーを分離し，固形状にした製品である。原料乳の種類（牛乳，水牛乳，山羊乳，羊乳など），凝固方法（乳酸発酵のみ，乳酸発酵レンネット併用），使用微生物（細菌，かび），熟成方法（熟成，非熟成），かたさ（水分含量）により多様に分類できるが，かたさと熟成方法で分類すると表6－6のようになる。これらの中で代表的なチェダーチーズの製造方法は次の通りである。

原料乳を清澄機で浄化後，ホモジナイザーで均質化してから，75℃，15秒間殺菌する。UHTで殺菌の場合，カードの結着が悪くなる。30℃に冷却後，**乳酸菌スターター**（*Lactococcus lactis, L.cremoris*）を 1 ～ 2 ％添加し約 1 時間発酵させる。次に0.01から0.02％の塩化カルシウムと0.002～0.004％のレンネットを水溶液として加え攪拌する。25～30分置くとカードが形成される。カードをカードナイフで大豆粒程度の大きさに切断する（カッティング）。カードを攪拌しながら40℃まで緩やかに加温すると，カードは収縮し，ホエーが排出され，カードは弾力性のある粒子になる。次にホエーを除去し，カードをバットの両端に積んで残りのホエーを排徐する。さらにカードを反転させる操作を 2 ～ 3 時間の間40℃で数回繰り返し，繊維状のカード組織を作る（チェダリング）。できたカードをカードミルで破砕し（ミリング），2 ～ 3 ％の食塩を加えてから攪拌する。これを型（チーズモールド）に詰めて圧搾する。整形後のチーズ（グリーンチーズ）は，ゴム状でかたく，未熟性のため風味がない。このチーズをパラフィンでコーティングするかフィルムで真空包装後，温度10～13℃，湿度75～80％で 6 か月間熟成させる。この間にスターターの乳酸菌や微生物の酵素の作用により，たんぱく質はペプチドやアミノ酸に分解され，乳糖は乳酸に，脂肪は脂肪酸に分解され，チーズ独得のうま味や香気が形成される。同時に組織も弾力性が減少し，やわらかく滑らかなチーズになる。

　② **プロセスチーズ**　種類や熟成期間の異なるいくつかの原料チーズを混合，切断，粉砕後，水，香辛料，乳化剤（リン酸塩やクエン酸塩）を加えて，溶融釜で80～120℃で 5 ～10分間攪拌し，溶融，乳化する。これを充填機に送り，高温（70℃以上）のうちに各種フィルムやアルミニウム箔に充填，密封する。プロセスチーズは，加熱殺菌後，密封されているため保存性がある。また何種類かのナチュラルチーズをブレンドしているため，風味やかたさ，溶けやすさなどの物性を調整できる。

4）練乳の製造法

　練乳は，生乳または脱脂乳を濃縮したもので，ショ糖を添加した**加糖練乳**（sweetened condensed milk：コンデンスミルク），**加糖脱脂練乳**，牛乳または脱脂

乳をそのまま濃縮した**無糖練乳**（evaporated milk：エバミルク），**無糖脱脂練乳**がある。

① **加糖練乳**　生乳，牛乳または特別牛乳にショ糖を加えて濃縮したものが加糖練乳である。原料乳を検査，清澄化，標準化（脂肪と無脂乳固形分の比率の調整）後，16％のショ糖を添加する。この乳を75〜80℃で約10分間加熱するか，110〜120℃で数秒間加熱殺菌する。次に乳を牛乳濃縮機に移し，50℃で，約1/3に減圧濃縮する。濃縮終了後乳糖の微粉末を乳量の0.04〜0.05％添加し，乳の温度を20℃まで下げて乳糖を微細結晶化させる（シーディング）。約12時間放置後，缶に脱気充填する。加糖練乳は，高濃度のショ糖（製造中の糖比62.5〜64％）が加えられているため，開缶後1週間程度は保存性がある。

② **無糖練乳**　生乳，牛乳または特別牛乳をそのまま濃縮したものが無糖練乳である。原料乳を検査，清澄化，標準化（脂肪と無脂乳固形分の比率の調整と熱安定剤〔リン酸ナトリウム，クエン酸ナトリウム〕の添加）後，この乳を90〜95℃で10〜15分間荒煮し殺菌する。この乳を加糖練乳と同様の操作で1/2から1/2.5に濃縮する。次に脂肪の分離を防止するために均質化し，缶に脱気充填する。最後に115〜120℃で15〜20分間加熱滅菌する。滅菌後製品のテクスチャーをよくするために，缶を約20分間振とう機で振とうする。無糖練乳は，高温加熱と均質化により胃の中でソフトカードとなるため消化性がよい。ショ糖を加えていないので開缶後の保存性は低い。

5）粉乳の製造法

粉乳は，牛乳などから水分を除去し，粉末状にしたものである。生乳をそのまま濃縮乾燥した**全粉乳**，牛乳にショ糖を加えて乾燥した**加糖粉乳**，脱脂乳を濃縮乾燥した**脱脂粉乳**，育児用に作られた**調製粉乳**（母乳に近い組成にするためにホエーたんぱく質を増強し，脂肪の質を変え，さらに糖質，各種ビタミン，鉄，亜鉛などのミネラルを添加したもの）などがある。

① **脱脂粉乳**　原料乳を検査，清澄化後，クリームの製造と同様にクリームと脱脂乳に分離する。この脱脂乳をHTST殺菌またはUHT殺菌後，1/3から1/4に減圧濃縮する。次にこの乳を150℃〜220℃の熱風中に噴霧し乾燥す

る。この粉末を冷却，篩別後，容器に充填し，脱気するか窒素ガスで置換し密封する。インスタントスキムミルク製造の場合は，乾燥した粉末に蒸気や水滴を噴霧し，粒子同士を結着，団粒化させる（粉乳の水分含量を約10%にする）。これを100～130℃で熱風乾燥すると，多孔質で，水に溶けやすく分散性のよいスキムミルクができる。

　② **調製粉乳**　　原料乳を検査，清澄化後，脱塩処理したホエー，脱脂乳，調整脂肪，糖類，ビタミン類，ミネラル類等を配合し，成分を標準化する。次にこの乳を均質化，UHT法で加熱殺菌後，脱脂粉乳と同様に固形分50%程度に減圧濃縮する。さらに噴霧乾燥，造粒，冷却，篩別する。この粉末を金属缶かアルミ箔内装のラミネート袋に充填し，窒素ガスで置換する。

6）発酵乳，乳酸菌飲料の製造法

　牛乳またはその他の乳に乳酸菌や酵母を接種して発酵させたものである。乳酸発酵を主体とした**乳酸発酵乳**（酸乳，ヨーグルト）と**アルコール発酵乳**（乳酸発酵とアルコール発酵を併用する。クーミス，ケフィア）がある。

　① **発酵乳**　　牛乳または脱脂乳に甘味料（砂糖，果糖，ブドウ糖），寒天，ゼラチン，香料等の副原料を添加し，混合，均質化後，殺菌する。冷却後，スターターの乳酸菌を1～3%添加し一定温度で発酵させる。ヨーグルトに使用される乳酸菌は，*Lactobacillus bulgaricus*と*Streptococcus thermophilus*である。これらが共存すると，単独で培養した場合より増殖性と酸生成性が高くなる。42～45℃，3～4時間の発酵で，乳の酸度は0.8%前後になって，カゼインが凝固する。この他に*Lactobacillus acidophilus*，ビフィズス菌（*Bifidobacterium bifidum*）も用いられる。ヨーグルトには，形状や副材料の違いにより，**ハードヨーグルト**（寒天，ゼラチンでカードをかためにしたもの），**プレーンヨーグルト**（砂糖や香料などの添加物なしで製造されたもの），**ソフトヨーグルト**（カードを砕き流動性をもたせたもの），**ドリンクヨーグルト**（カードを砕いた後ホモジナイズして，さらに流動性を増したもの），**フローズンヨーグルト**（アイスクリームのようにカードを凍結させたもの）などがある。

　② **乳酸菌飲料**　　乳等省令では，乳製品乳酸菌飲料と，乳酸菌飲料がある。

乳製品乳酸菌飲料は，乳等を乳酸菌または酵母で発酵させ，糖類，香料を加えて飲用に加工したものである。生菌タイプ（ヤクルトなど）と殺菌タイプ（カルピスなど）がある。無脂乳固形分3.0％以上，生菌数10^7/mL以上の規定があるが，加熱殺菌したものはこの限りではない。乳酸菌飲料は，乳などを主原料として乳製品乳酸菌飲料と同様に加工したものである。無脂乳固形分は3.0％未満，生菌数10^6/mL以上のものである。

7）アイスクリームの製造法

　牛乳または乳製品を主原料とし，これに香料，乳化剤，安定剤，甘味料，着色料，卵，果肉，果汁，ナッツなどを適量加えて混合，殺菌したものを，半凍結または凍結した製品である。食品衛生法では，**アイスクリーム**（乳固形分15％以上，乳脂肪分8％以上，細菌数10万/mL以下），**アイスミルク**（乳固形分10％以上，乳脂肪分3％以上，細菌数5万/mL以下），**ラクトアイス**（乳固形分3％以上，細菌数5万/mL以下）に分類される。アイスクリームの製造では，原料乳とクリームをそれぞれ秤量して混合後，50〜70℃に加温する。さらに砂糖，粉乳，乳化剤，安定剤などの副材料を加えて混合し，アイスクリームミックスを調整する。これをろ過後，均質化し，脂肪球などを微細安定化する。次にHTST法かUHT法で殺菌した後，0〜5℃に冷却する。さらにフリーザーの中で−2〜−8℃でアイスクリームミックスを攪拌しながら適当量の空気を含ませ，気泡，脂肪，氷の粒などが均一に分散したエマルションを作る。アイスクリームミックス中の水分の凍結率は30〜50％でソフトクリーム状の製品になる。この際混入した空気の割合を**オーバーラン**といい，ミックスの容量をA，アイスクリームの容量をBとすると，オーバーラン（％）＝100×（B−A）/Aで表される。オーバーランの割合は，スーパープレミアムアイスクリームで20〜40％，アイスクリーム70〜100％，ソフトクリーム30〜50％，シャーベット20〜40％，氷菓25〜30％である。これをそのまま容器に充填し，硬化室で−30〜−40℃で硬化し，ハードアイスクリームとなる。でき上がった製品は−25℃以下の冷凍庫に貯蔵され，冷凍車で出荷される。

7

油脂類と加工食品

★ 概要とねらい

　油脂類は，ヒトのエネルギー源として，また多価不飽和脂肪酸の健康
との関わりなど，栄養素として重要な役割をもつものである。一方近年
では，その摂りすぎが肥満や脂質異常症などの誘因となることや，油脂
加工により生ずるトランス脂肪酸が健康へ負の影響を及ぼすことなどが
大きな問題となっている。しかし，油脂類はそのおいしさ，そして加工
や調理における変幻自在な働きにより，食物の世界を魅力あるものとし
ているのである。

　油脂類は，多くの油糧種子といわれる植物種子，哺乳動物の体脂肪や
乳脂肪，あるいは魚体などを原料とし，多様な技術を駆使することによ
って調製されている。

　本章においては，食用油脂類の製造法と多岐にわたる油脂類の性質に
ついて学び，続いてマーガリンやチョコレートなどの主な加工油脂につ
いて理解を深める。

1. 食用油脂類

(1) 食用油脂の分類

油脂は原料から**植物性油脂**と**動物性油脂**に分類される。また，原料油脂を加工して新しい油脂にしたものを**加工油脂**という。

植物油脂は植物の種子，果実などから得られる油脂をいう。大部分が**植物油**であるが，パーム油，パーム核油，やし油，カカオ脂は**植物脂**である。植物油は，ヨウ素価130以上のものを**乾性油**，130〜100のものを**半乾性油**，100以下のものを**不乾性油**と分類する。乾性油は，薄層にして空気中に放置すると，酸化されて乾燥した膜となる。不乾性油は乾燥膜を生じず，半乾性油は長期間放置すると乾燥膜を生成する。品種，産地，採油時期等によってヨウ素価は変動し，大豆油は乾性油に分類される場合と，半乾性油に分類される場合がある。

動物油脂は，**陸産動物脂**と**海産動物油脂**に大別される。単に動物油脂といえば前者をさすことが多い。他に**両生動物油**等がある。動物脂はヨウ素価より見ると不乾性油に相当するが，海産動物油すなわち魚油は乾性油に相当する。

(2) 食用油脂の製造

1) 採　油

採油法には圧搾法 (pressing)，抽出法 (sonvent extraction)，融出法 (rendering) がある。植物原料は圧搾法または抽出法か，両者を組み合わせた圧抽法で採油する。**圧搾法**では植物を粉砕後，加熱し細胞膜を破壊し，たんぱく質を凝固させ，油脂を流失しやすくしてから圧搾機で圧搾するが，油脂の収率は悪い。**抽出法**は，有機溶媒（n-ヘキサンなど）を用いて油脂を抽出する方法で，原料の油脂をほとんど採油できる。圧搾法はオリーブ油・ゴマ油・ココナッツ油（ヤシ油）・パーム油などから採油する方法である。抽出法は大豆油・アマニ油・カノーラ油・綿実油などから採油するのに用いられ，溶剤抽出するもの，圧搾と溶剤抽出を両方する**圧抽法**，連続抽出機を使用するものなどがある。溶剤はヘキ

サンが一般的である。収量に有利な圧抽法が一般化している。

　動物原料は**融出法**で採油する（レンダリング処理）。これは原料を加熱し油脂を溶出させる方法である。タロー（牛脂，羊脂など），ラード（豚脂）等を採油するのに用いられる。**乾式融出法**は煎取り法ともいわれ，獣肉や魚肉を蒸気を用いて直接加熱して油をとる方法である。また，水や塩水を加えて材料と煮て浮上する油をとる方法を煮取り法もしくは**湿式融出法**という。また最近，マイクロ波を利用した方法も開発されている。魚油は一般に煮取り法で採油されているが，油脂の酸化が少ないため畜肉脂でも増えてきている。

2）精　　製

　採油された油脂を**原油**と呼ぶが，原油中には，たんぱく質，遊離脂肪酸，リン脂質，色素，有臭物質等が含まれており，そのままでは食用に用いることはできない。食用油脂の精製工程は図7－1のように，脱ガム，脱酸，脱色，脱臭の四工程があり，サラダ油ではこれらにウインタリング工程が加えられる。

　① **脱ガム**　　原油に存在するリン脂質，リポたんぱく質や粘質物などは，無水の形で油中に溶解しており，総称してガム質と呼ばれる。原油を70～85℃に加温し，油中のリン脂質とほぼ当量の温水を加え，撹拌しながらリン脂質を水和膨潤させ，遠心分離機でガム質を分離する。脱ガムで水和性のリン脂質は除去されるが，非水和性リン脂質はそのまま残存する。非水和性リン脂質は，主にリン脂質がCa，Mg塩になったものである。大豆レシチンは大豆油精製工程中の脱ガム工程より得られた油滓を乾燥，精製することで製造されている。

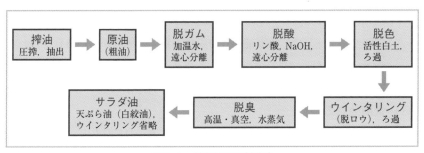

図7-1　植物油脂の製造法

② **脱　酸**　　脱酸工程は，脱ガムにて除去できなかったリン脂質のほか，遊離脂肪酸（free fatty acid）を除く工程である。

③ **リン脂質の除去**　　脱ガム油に残存するリン脂質の多くは，非水和性リン脂質によるものであり，リン酸を添加して結合しているCa，Mg等の金属イオンを外し，水和性のリン脂質に変化させる。

④ **遊離脂肪酸の除去**　　遊離脂肪酸は，リン酸添加後に水酸化ナトリウムを添加して中和を行い，脂肪酸ナトリウム（石けん）に変え，遊離脂肪酸の油との分離ができるようにする。

リン脂質，脂肪酸ナトリウムなどの分離は，脱ガムと同様に遠心分離機で行う。脱酸処理において，鉄などの微量金属も同時に除去される。

⑤ **脱　色**　　脱色は，油に含有するカロテノイドやクロロフィルなどの色素等を，活性白土（アルミナとシリカを主成分とする粘土鉱物で，酸で処理して吸着度を高めたもの）に吸着させ除去する工程である。色素類を吸着させた白土は，ろ過によって除去する。

⑥ **ウインタリング（脱ロウ）**　　油を 0 ～10℃程度に10～45時間くらい冷却し，低温で固まる成分（ロウ分，固体脂）を析出させた後，ろ過により除去する。ベニバナ油やコーン油など，ロウ分が多い油に行われ，冷却して用いられるサラダ油（JASでは，0℃の温度で5.5時間清澄であることとされる）が作られる。揚げ物に用いられる白絞油（天ぷら油とほぼ同意）の製造では行われない。

⑦ **脱　臭**　　有臭成分や揮発性成分を高温・高真空下で水蒸気蒸留の原理で精製を行う工程である。不快臭などの脱臭が行われるとともに，併産されるスカム（油滓）には天然ビタミンE（トコフェロール）などが集積する。天然ビタミンE製造の大部分は，大豆油精製の脱臭工程のスカムから抽出して行われる。一部ナタネ油やヒマワリ油などからも生産されるが，その量は少ない。

（3）食用油脂の種類

食用とされる精製された動植物油脂は用途により，①てんぷら，フライ用油，②サラダ油，③油漬油，④製菓用油脂，⑤食卓用油脂，⑥ショートニングオイ

ル，⑦調理用油などに分類される。表7−1に代表的な油脂の概要を示す。

表7-1　主な油脂の概要

	油脂名	JAS分類	特徴，利用	ケン化価，ヨウ素価
植物油脂	サフラワー油	食用サフラワー油	ベニバナの種子から採取される油（紅花油）。主にサラダ油としての利用が多い。元来リノール酸が非常に多い油（71.8〜74.8%）であったが，1957年にオレイン酸を主成分とする変種が発見され，品種改良によりハイオレイック油が生産されるようになった。ハイオレイックの脂肪酸組成はオレイン酸74〜80%，リノール酸12〜17%，パルミチン酸4〜6%など。	186〜194，136〜148
		食用サフラワー油（ハイオレイック，オレイン酸70%以上）		186〜194，80〜100
	ブドウ油	食用ぶどう油	ブドウの種子から圧抽法によって得られる乾性油，白ワイン製造の副産物。脂肪酸組成はリノール酸68〜73%，オレイン酸16〜20%，パルミチン酸6〜7%など。	188〜194，128〜150
	大豆油	食用大豆油	大豆より圧抽法により採油。黄色で天ぷら油やサラダ油に適している。マヨネーズやドレッシングの原料としても用いられる。水素添加により硬化し，マーガリンやショートニングの原料としても重要。脂肪酸組成はリノール酸49〜54%，オレイン酸23〜29%，パルミチン酸10〜11%，α-リノレン酸5〜8%など。世界生産量2位。	189〜195，124〜139
	ヒマワリ油	食用ひまわり油	ヒマワリの種子が原料（サンフラワー油）。主な産地は東ヨーロッパ諸国，アルゼンチン，米国など。元来リノール酸が多い油であったが，オレイン酸を80%含む品種が開発され，1980年代半ばからハイオレイック油が主流となった。さらに，2000年以降はリノール酸が15〜20%，オレイン酸が40〜60%の中オレインタイプのNuSun品種が育成されている。サラダ油，天ぷら油の他，マヨネーズやサラダドレッシング，マーガリンの原料としても用いられる。ハイオレイックの脂肪酸組成はオレイン酸81〜88%，リノール酸4〜11%，パルミチン酸3〜4%など。世界生産量4位。	188〜194，120〜141
		食用ひまわり油（ハイオレイック），オレイン酸75%以上		182〜194，78〜90
	トウモロコシ油	食用とうもろこし油	トウモロコシの胚芽から得られる。揚げ物や炒め物などに向き，劣化しにくく，揚げた後の料理の保存性にも優れる。風味が安定しているため，ドレッシングやマヨネーズにも活用される。脂肪酸組成はリノール酸50〜56%，オレイン酸29〜35%，パルミチン酸10〜12%など。	187〜195，103〜135
	綿実油	食用綿実油	ワタの種子を原料とした油脂。加熱した際に酸化しにくいため，スナック菓子やフライ料理などに多く使用される。ツナ缶の油漬け用や手延べそうめんの厄にも使われる。脂肪酸組成はリノール酸53〜60%，パルミチン酸17〜24%，オレイン酸16〜22%など。世界生産量5位。	190〜197，102〜120
	ゴマ油	食用ごま油	白ゴマを焙煎して採油した茶褐色で独特の香味を持つものを指す。焙煎の強弱で風味が変化し，精製はほとんどされない。精製ゴマ油やゴマサラダ油は焙煎せず搾油したものである。脂肪酸組成はリノール酸42〜46%，オレイン酸38〜41%，パルミチン酸9〜10%，ステアリン酸5〜6%など。抗酸化性のあるリグナンを含む。	184〜193，104〜118

植物油脂	ナタネ油	食用なたね油	日本では需要，生産ともに最も多い。キャノーラ油（英：canola oil）は，カナダで品種改良された，エルカ酸（エルシン酸）とグルコシノレートを含まないキャノーラ品種から採油されたものである。キャノーラ油の脂肪酸組成は，オレイン酸61〜66%，リノール酸18〜20%，α-リノレン酸7〜11%，パルミチン酸約5%など。エルカ酸は1%未満である。オレイン酸が75%にもなるハイオレイックも開発されている。世界生産量3位。	169〜193，94〜126
	米油	食用こめ油	米ぬかを原料とし，淡白な味と，トコフェロールを含むため酸化しにくく加熱しても品質が安定している特長がある。マヨネーズの原料やスナック食品，また揚げ物やドレッシングなどの生食でも利用される。ほぼ唯一国産原料のみより生産される。脂肪酸組成はオレイン酸43〜46%，リノール酸32〜35%，パルミチン酸15〜18%など。	180〜195，92〜115
	ラッカセイ油	食用落花生油	ラッカセイの種子から圧搾法により採油される。淡黄色あるいは赤褐色を示し，食用油，マーガリン，せっけん材料に用いられる。脂肪酸組成はオレイン酸40〜60%，リノール酸10〜30%，パルミチン酸10%程度，ステアリン酸5%程度を含む。	188〜196，86〜103
	オリーブ油	食用オリーブ油	オリーブの果実から得られる。オレイン酸を多く含むため，酸化されにくい。果汁から遠心分離などによって直接得られた油をヴァージンオイルと呼び，その中で香りが良好で，油としての品質が高いものをエクストラ・ヴァージンオイルと呼ぶ。また，品質の悪いヴァージンオイルを精製したもので，酸度が0.3%以下のものを精製オリーブオイル，この精製オイルと中程度の品質のヴァージンオイルをブレンド，酸度1.0%以下にしたものをオリーブオイル（日本では「ピュアオリーブオイル」）と呼ぶ。脂肪酸組成はオレイン酸68〜78%，パルミチン酸10〜15%，リノール酸6〜12%など。	184〜196，75〜94
	パーム油	食用パーム油	パーム油（palm oil）はアブラヤシの果肉から得られる。食用油，マーガリン，ショートニング，せっけんの原料として利用される。同じアブラヤシから得られるものとして，種子から得られるパーム核油がある。オレンジ色をした常温で固体の油脂で，独特の芳香と甘味を持つ。未精製のパーム油にはβ-カロテンが豊富に含まれ，食用パーム油として製造されるものはβ-カロテンを残すようにすることが多い。熱帯・亜熱帯地方では広く料理に使われ，特に原産地である西アフリカの森林地帯では，料理に色と独特の風味を与えるために古くから食文化体系の中で不可欠とされる食材である。脂肪酸組成はパルミチン酸44〜45%，オレイン酸39〜40%，リノール酸9〜10%など。世界生産量1位。	190〜209，50〜55
		食用パームオレイン（よう素価が56以上であるもの）		194〜202，56〜72
		食用パームステアリン（よう素価が48以下であるもの）		193〜205，48以下
	パーム核油	食用パーム核油	パーム核から採取した油で，融点は25〜30℃。日本では夏期を除き固体脂肪である。ヤシ油に似た組成を持つラウリン系油脂で，中鎖脂肪酸が多い。マーガリン，ショートニング，せっけん原料などに用いられる。脂肪酸組成はラウリン酸44〜48%，オレイン酸16〜18%，ミリスチン酸15〜17%，パルミチン酸8〜11%など。	230〜254，14〜22

植物油脂	ヤシ油	食用やし油	ココヤシ果実（ココナッツ）の胚乳を乾燥したもの（コプラ）から、圧搾または溶剤抽出により採油。パーム核油に類似した、ラウリン系油脂で中鎖脂肪酸が多い。水素添加によりココアバターの代用、また乳脂肪に性質が近いため、ホイップクリームやコーヒーフレッシュ、ラクトアイスの原料になるなどの用途がある。脂肪酸組成はラウリン酸46～49%、ミリスチン酸18～20%、パルミチン酸9～11%、オレイン酸6～8%など。	248～264、7～11
		食用調合油	食用植物油脂に属する油脂（香味食用油を除く。）のうちいずれか2以上の油を調合した油をいう。	
		香味食用油	食用植物油脂に属する油脂に香味原料（香辛料、香料または調味料）等を加えたものであって、調理の際に当該香味原料の香味を付与するものをいう。	
	小麦胚芽油	食用小麦はい芽油（食品表示基準）	小麦胚芽より採油したもの。トコフェロールを多く含む。脂肪酸組成はリノール酸55%前後、、パルミチン酸16%前後、オレイン酸16%前後、α-リノレン酸6%前後など。	179～191、115～129
	カカオ脂		ココアバター（cocoa butter）はカカオ豆を圧搾して製造する。カカオ豆中に40～50%（カカオマス中では約55%）含まれており、チョコレートの原料として重要。脂肪酸組成はオレイン酸36%前後、ステアリン酸34%前後、パルミチン酸26%前後、リノール酸3%前後など。	199～202、29～38
	エゴマ油		エゴマ（荏胡麻）はシソ科の一年草。シソ（青紫蘇）の変種。東南アジア原産とされる。地方名にジュウネンがある。しそ油、じゅうねん油とも呼ばれる。n-3系のα-リノレン酸が多いため栄養学的にも注目される。酸化されやすいので加熱しないドレッシングなどに利用。脂肪酸組成はα-リノレン酸60%前後、オレイン酸20%前後、リノール酸12%前後、パルミチン酸6%前後など。	187～197、162～208
	椿油		椿油は、ヤブツバキの種子から採取される植物性油。ユチャ（サザンカに近縁な植物）など、ツバキ属の他の種子から取ったものはカメリア油と呼ばれ、区別される。食用の他、化粧品、薬品、またせっけんなどの原料としても用いられる。食用では長崎県の五島うどんの製造に使用される。脂肪酸組成はオレイン酸80～90%、リノール酸を2～6%、飽和脂肪酸10%前後など。	188～197、37～78
	亜麻仁油		亜麻の種子から得られる、黄色っぽい乾性油。食用の他、油絵具のバインダーや木製品の仕上げなどに用いられる。脂肪酸組成はα-リノレン酸52%前後、オレイン酸22%前後、リノール酸15%前後など。	187～197、168～190
動物油脂	乳脂肪		ホルスタイン種の牛乳に3～4%、ジャージー種では約5%含まれる。生クリームやバターの原料。低級脂肪酸が多く、バターの製造過程などで分解されて特徴あるフレーバーとなる。脂肪酸組成はパルミチン酸22%前後、オレイン酸20%前後、ステアリン酸10%前後、ミリスチン酸7%前後、C_4、C_6、C_8、C_{10}の飽和脂肪酸が各2～4%である。	190～202、25～60

動物油脂	牛脂		牛の脂を精製した食用油脂，ヘットとも呼ばれる。ただし，牛の脂身そのものを牛脂と呼ぶことが多い。融点は35～55度で，外観は非常にラードに似ているが，融点が高すぎるためあまり利用されない。脂肪酸組成はオレイン酸36％前後，パルミチン酸30％前後，ステアリン酸25％前後など。	190～196，45～53
	ラード		豚の脂肪組織から融出法で採取される脂肪，豚脂。腹部の脂肪層に良品質のものが多い。含油量は腹部80％程度，背部70％程度。融点は28～48℃。酸化されにくいため揚げ油に多用される。ショートニング性が高く，ショートニングオイルはラードの代用品として開発された。	193～202，46～70
	魚油		イワシ，サバなどから得られる油。炭素数18，20あるいは22の高度不飽和脂肪酸を30％程度含んでおり，ヨウ素価は180程度。しかし，かなりの量の飽和脂肪酸とモノエン酸を含むため，魚油の乾燥膜の性状は品質がよくない。イワシ油の脂肪酸組成はオレイン酸17％前後，パルミチン酸16％前後，エイコサペンタエン酸10％前後，ドコサヘキサエン酸9％前後などである。	188～205，163～195

（農林水産省　食用植物油脂の日本農林規格　平成28年2月24日最終改正）
（日本油化学協会編　油脂化学便覧　改訂3版　丸善出版　1990）

　天ぷら油は別名白絞油（しらしめ）とも呼ばれ，大豆油，ナタネ油，ゴマ油，綿実油などが用いられる。またフライ用油としては，ラードやラードとヘットを混合したものなどが適している。

　サラダ油は生野菜料理に使う十分精製した食用油で，風味にくせがなく色も淡色である。ウインタリング処理した大豆油，ナタネ油，綿実油などが用いられる。油漬油は油漬缶詰に用いられ，サラダ油程度に精製した油を用いる。

　現在，一般消費用に市販されている天ぷら油や，サラダ油の大部分は2種以上の原料油を調合した食用調合油である。大豆油とナタネ油を混合したものが多い。なお，従来のナタネ油はエルカ酸（$C_{22:1}$）を20～50％含み，これが成長阻害や心臓障害を引き起こす可能性が指摘されていた。しかし，現在ではエルカ酸含量が少なく，オレイン酸が多いキャノーラ種が開発され，大量に使用されている。また，栄養学的にリノール酸の摂り過ぎが指摘されていることから，サフラワー油やヒマワリ油においては，従来のリノール酸の多い品種より，オレイン酸の多い品種，ハイオレイックへの転換が進んでいる。香味食用油とは食用植物油脂に香味原料を加えたものである。ゴマラー油，サンショウ香味油，ネギ油，トリュフオイル，ガーリックオイルなど種々の商品がある。

2．加 工 油 脂

　食用精製加工油脂とは「動物油脂（水産動物油を含む。），植物油脂又はこれら
の混合油脂に水素添加，分別又はエステル交換を行つて，融点を調整し，又は
酸化安定性を付与したものであつて，かつ，食用に適するように精製（脱酸，脱
色，脱臭等をいう。）をしたものをいう」と日本農林規格（JAS）に定義されてい
る。マーガリン類，ショートニング，チョコレートなど食品の原料として使用
される。油脂の固体脂指数（SFI）を図7－2に示した。

　食用植物油の脱臭や硬化油の製造では，水素添加の副反応によりトランス脂
肪酸が生成するため，健康への影響が懸念されている。トランス脂肪酸は，冠
動脈性心疾患にかかるリスクを高めると考えられており，それらの摂取量の抑
制が求められている。

（1）マーガリン（margarine）類

　ナポレオン3世が1869年，当時フランスで不足していたバターの代替品を募
集したところ，メージュ・ムーリエ・イポリットが上質な牛脂に牛乳などを加
えて作成したバターに似たものを提案し，これが現在のマーガリンの原型とな
った。マーガリン類はマーガリンとファットスプレッドの総称であり，食品表
示基準により，油脂含有率が80％以上のものがマーガリン，80％未満のものが
ファットスプレッドと分類されている。また，ファットスプレッドは，果実や
果実加工品，チョコレート等の風味原料を添加することができる。

　マーガリン類は，食用油脂（乳脂肪を含まないものまたは乳脂肪を主原料としな
いものに限る）に水等を加えて乳化した後，急冷練り合わせをし，または急冷練
り合わせをしないで作られた可塑性のもの，または流動状のものである。この
うちファットスプレッドでは，果実および果実の加工品，チョコレート，ナッ
ツ類のペースト等の風味原料の原材料に占める重量の割合が油脂含有率を下回
るものとされている。ただし，チョコレートを加えたものにあっては，カカオ

分が2.5％未満であって，かつ，ココアバターが2％未満のものに限られている。マーガリン類は，主に業務用として菓子，パン等の原料に使用される他，一般市販向けとしてスーパー等の小売店で販売されている。マーガリン類の製造工程を図7－3に示す。マーガリン類に使われている食用油脂は食用植物油脂と食用精製加工油脂である。硬化したりエステル交換で性状を改良した加工油脂を配合することで，可塑性範囲の広いマーガリン類が製造できる。また，最近では硬化油に多いトランス脂肪酸を低減する目的で，常温では固体であるパーム油やヤシ油が多く使われている。これに，食塩や粉乳を溶解した水相を加えて乳化する。マーガリン類の乳化剤として使用されるものには，グリセリン脂肪酸エステルやレシチンなどがある。調合物とも呼ばれるこのエマルショ

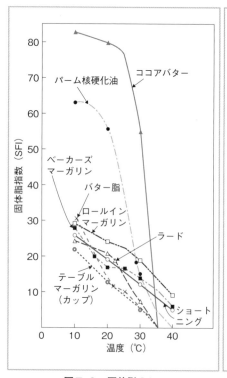

図7-2　固体脂のSFI

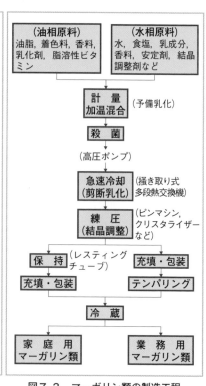

図7-3　マーガリン類の製造工程

ンを，コンビネーター，パーフェクター，ボテーターなどの掻き取り式熱交換器を通して急冷・混捏する。家庭用マーガリン類ではこれを室温下一定の長さのレスティングチューブに通過保持する。このレスティングによってマーガリン脂質が微細なβ'型に変換し，望ましい物性となる。また，業務用マーガリン類では箱詰めした後，保温庫にて一定時間保持する熟成工程（テンパリングとも呼ばれる）を経させて，安定な品質の製品としている。テンパリングは融点の数度下の温度で24時間以上置くのが一般的である。テンパリングを経ることで，安定結晶に転移させ，クリーミング性などを改善する。

（2）ショートニング（shortening）

　ショートニングは，19世紀末のアメリカでラードの代用品として生まれ，製菓用に用いられたラードがクッキーなどにもろさを与える性質（shorten）からショートニングと呼ばれるようになった。ショートニングは主として植物油と食用加工油脂を原料として製造し，パンや菓子製造時の練り込み用では窒素ガスを封入し，可塑性，乳化性等の加工性を付与している。窒素ガスを混入した固体状以外にも液体状や粉末状のものも生産され，これらはフライ用や冷菓用に用いられる。水分や乳成分を含まず，ほぼ100％が油脂成分である。ショートニングは，ほとんどが業務用として菓子，パン等の原材料に使用されるが，ごく一部一般市販向けとしてスーパー等の小売店で販売されている。

　ショートニングの製造方法は業務用のマーガリン類とほぼ同じであるが，水相を加えての乳化を行わない，急冷・混捏するときに窒素ガスを吹き込み，均一に分散させるなどが異なっている。しかし，窒素ガスを吹き込まないタイプも生産されている。

（3）チョコレート（chocolate）

　カカオの木の原産地は中南米で，メキシコ先住民は飲み物や薬用として，また貨幣として利用していた。オランダ人バン・ホーテンはカカオ豆から脂肪を一部除き，とけやすい粉末チョコレートの飲み物（現在のココア）として完成さ

せた（1828年）。また，1847年にはイギリスで菓子として固形のプレーンチョコレートが，さらに1876年スイスでミルクチョコレートが作られた。

1）チョコレートの製造法（図7-4）

カカオの果実（カカオポッド）はラグビーボールのような形をしており，中には20〜40個の種子がパルプに包まれて入っている。パルプと一緒に取り出したカカオの種子をバナナの葉に包んだり，木箱に入れて一週間ほど発酵させる。発酵により種子は褐色となり，チョコレートらしい香りや味が形成される。

これを乾燥したものがカカオ豆である。選別したカカオ豆を炒って破砕し，種皮と胚芽を取り除きカカオニブを得る。これをペースト状にすりつぶしたものを**カカオマス**（cacao mass）という。カカオマスより取り出した脂肪を**ココアバター**（カカオバター，cocoa butter），残った部分を乾燥して粉砕したものが**カカオパウダー**である。チョコレートは，カカオマスに，砂糖，粉乳，ココアバターなどを加え，精練したものである。粉乳を入れたものを**ミルクチョコレート**，入れないものを**スイートチョコレート**（ブラックチョコレートともいう）という。**ホワイトチョコレート**は，ココアバターに乳製品や砂糖を加えた白色のものである。カカオパウダーからはココアが作られる。

2）ココアバターの特徴

チョコレートの風味は味や香りだけでなく，口溶けのよさが重要である。チョコレートの脂肪分の中でココアバターの融点は32〜35℃であり，室温である20℃付近で71〜88％の固体脂含量を有し（図7-2），30〜32℃で溶け始め，32〜35℃でほとんど融解される。可塑性範囲が非常に狭い性状を示している。これがチョコレートを口に含んだとき，一気に溶ける理由である。この理由は，ココアバターのトリアシルグリセロール分子種の融点が近似しているからである。POS 34〜49％，SOS 23〜30％，POP 13〜17％で[*1]で全体の75％以上を占め，残りはPOO，SOO等の液状油が主体で構成されているからである。さらに，

[*1]　POP，POS，SOS等はトリアシルグリセロールの構成脂肪酸を表し，Pはパルミチン酸，Oはオレイン酸，Sはステアリン酸を表している。

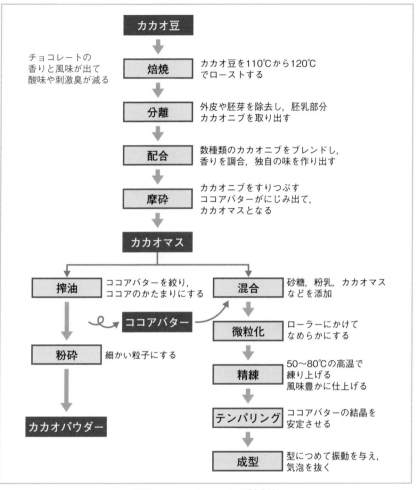

図7-4　チョコレートの製造法

ココアバターの融点はこれらの混合しているトリアシルグリセロールが作る結晶形によっても影響される。ココアバターには，最安定多形のⅥ型から不安定多形であるⅠ型までの6種類の結晶多形がある。多形ⅠとⅡはα型，ⅢとⅣはβ'型，ⅤとⅥはβ型である。通常のチョコレートのココアバターは，2番目に安定なⅤ型になっている。Ⅴ型多形が最適な融点と密度を示す。準安定型であ

るⅤ型の融点は33℃，安定型結晶Ⅵ型の融点は36℃である。チョコレートを作る工程で非常に重要なテンパリング（調温）はⅤ型結晶にするための作業である。テンパリングの一般的な工程は以下のようである。

湯煎（50～60℃）でチョコレートを溶解後，15℃程度の水で品温24～26℃まで冷却して油脂を結晶化する。次いで40～50℃の湯煎に1秒位ずつ浸けながら品温を27～29℃まで上げる加温をし不安定な結晶を溶かす，さらに湯煎（33～34℃）で保温し，Ⅴ型結晶に変換する。

3）ファットブルーム

チョコレートが白っぽく変色し，ざらざらした口触りに変わる現象をファットブルームという。テンパリングの失敗や高温の環境に置かれたチョコレートが一度融解し，テンパリング操作なしで単純に冷却されると不安定多形が析出し，その後徐々に融点の高いⅥ型結晶ができるためである（高温ブルーム）。

4）ココアバター代用脂

ココアバターは気候の変化などによって供給に変動があり，価格が高い。また，気温が高くなると融解してファットブルームを起こすため，コーティングに使う場合などで，より熱安定性が求められる。したがって，それに代替するためや物性の改善などで植物性油脂がココアバターの代用油脂（ハードバター）として使用されている。ココアバターの代用油脂は製造方法の違いや構成成分によって，テンパリングが必要なココアバター類似脂（cocoa butter equivalent and extender, CBE）とテンパリングを必要としないココアバター代替脂（cocoa butter replacer, CBR），ココアバター代用脂（cocoa butter substitute, CBS）の三種類に分類される。

8

調味料類と加工食品

★ **概要とねらい**

　食品はそれ自体の味をもつが、調味料を加えることで、ヒトの嗜好に適した味覚や風味となり食べやすい状態になる。調味料は、食欲を増進し、快適な食生活に役立つように利用されており、毎日の食卓に欠かせない存在となっている。基本的な調味料には、甘味を与える砂糖、酸味を与える食酢、塩味を与える食塩がある。また、伝統的な発酵食品である味噌や醤油は、各種の味が統合された調味料として古くから利用されている。この他、うま味を主体とするうま味調味料、ソース、マヨネーズ、ドレッシングなど複数の素材を混合した調味料が製造・販売され、幅広く活用されている。香辛料は、芳香性や刺激性を持つ植物食材である。ごく少量を食品の加工や調理の際に加えることで、食品や料理に風味を与えて、その味を引き立てる。調味料は、味や香りの付与だけでなく、臭みの除去、色づけ、保存性の向上、食感の改良などの目的にも利用される。

　香辛料のように植物の葉や根などをほとんど加工しないでそのまま利用する例もあれば、発酵を利用して製造される伝統的な調味料や最新の化学技術を駆使して開発された機能性の高い甘味物質もある。さまざまな調味料が、現代の多様化した我々の食生活を支えている。本章では、これらの調味料類について、その原料および製造法、特徴などについて学び、理解を深める。

1. 砂糖・甘味類

　最も代表的な甘味料は砂糖であるが，近年，エネルギー摂取量の低減，虫歯予防，整腸作用などの機能をもつ甘味料が開発され利用されている。現在使用されている甘味料は，**糖質系甘味料**と**非糖質系甘味料**の二つに大別される。甘味料の分類を表8－1に示す。

（1）砂　　糖

　砂糖は料理や菓子に甘味をつけるだけでなく，溶解性・吸水性・保水性などの物理的・化学的特性を活かしてさまざまな用途に利用されている。カビや細菌の繁殖を抑える防腐効果，油脂の酸化防止（クッキー，ビスケット），デンプンの老化防止（もち菓子，あん），果物中のペクチンのゼリー化（ジャムの製造時）などは，主に砂糖の保水性による。他にも，たんぱく質の凝固抑制（カスタードプリン，卵焼きなど），メイラード反応による着色・着香効果（パン，焼き菓子），乳化の促進，メレンゲなどの泡立ちの保持など，多くの作用がある。

1）砂糖の原料

　砂糖の主成分は**ショ糖（スクロース）**である。ショ糖は植物界に広く存在し，植物中に蓄えられたショ糖を工業的に取り出して結晶化したものが砂糖である。主に**カンショ（サトウキビ）**，**テンサイ（ビート）**を原料としている。サトウキビの茎の搾汁（糖液）から精製されるものを**カンショ糖**，テンサイの根を温水に浸して抽出した糖分から製造されるものを**テンサイ糖**と呼ぶ。世界で生産される砂糖の約7割はカンショ糖で，約3割がテンサイ糖である。市販の砂糖の大部分はカンショ糖である。砂糖の製造工程の概略図を図8－1に示す。

2）砂糖の分類

　砂糖は製法の違いによって，**含蜜糖**と**分蜜糖**に分けられる。分蜜工程を行わず，糖蜜分も含めて結晶化させたものが**含蜜糖**である。ショ糖以外の成分が残っているため，独特の豊かな風味とコクが生じ，甘さが強調される。**分蜜糖**は，

表8-1　甘味料の分類

分　類			名　称	所　在	甘味度（ショ糖を1とする）
糖質系甘味料	糖類	単糖類	ブドウ糖（グルコース）	ブドウなどの果実，デンプン	0.6〜0.7
			果糖（フルクトース）	果実，ハチミツ	1.2〜1.8
			ガラクトース	乳糖	0.2〜0.3
		二糖類	ショ糖（スクロース）	サトウキビ，テンサイ（甜菜）	1
			麦芽糖（マルトース）	発芽種子，麦芽，水あめ	0.4
			乳糖（ラクトース）	ほ乳類の乳	0.1〜0.3
			トレハロース	キノコ類，海藻類	0.45
			パラチノース		0.6〜0.7
		オリゴ糖（三糖類以上）	ラフィノース	マメ科植物の種子，テンサイ	0.2
			マルトトリオース（マルトオリゴ糖）	水あめ	0.3
			マルトテトラオース（マルトオリゴ糖）	水あめ	0.2
			フルクトオリゴ糖（ネオシュガー）		0.3〜0.6
			グルコオリゴ糖（カップリングシュガー）		0.5〜0.6
			ガラクトオリゴ糖		0.2〜0.3
	糖アルコール		ソルビトール・マルチトール・キシリトール・還元パラチノースなど	表8-2を参照	
非糖質系甘味料	天然甘味料	配糖体	ステビオシド	ステビア（南米原産のキク科植物）の葉	200〜300
			グリチルリチン	甘草（マメ科植物）の根	150〜250
		たんぱく質	ソーマチン	西アフリカ原産のクズウコン科植物の果実	1,000〜3,000
			モネリン	アフリカ原産のツヅラフジ科植物	1,500〜2,500
	合成甘味料	合成ペプチド	アスパルテーム		180〜230
			ネオテーム		7,000〜13,000
			アドバンテーム		14,000〜48,000
		複素環系化合物	サッカリンナトリウム		200〜700
			アセスルファムカリウム（アセスルファムK）		200
		スクロース誘導体	スクラロース		600

出典）太田英明・北畠直文・白土英樹　編集『食べ物と健康　食品の加工』南江堂　p.163 表7-1（2015），舩津保浩・竹田保之・加藤淳　編著『食べ物と健康Ⅲ　食品加工と栄養』三共出版　p.59 表3-5（2014）などより作成

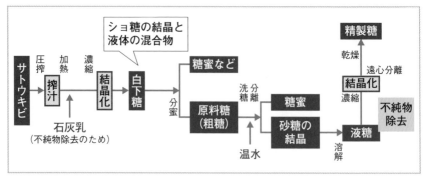

図8-1　砂糖（カンショ糖）の製造工程

遠心分離などの分蜜工程により砂糖の結晶から糖蜜を除いたもので，純度が高い。砂糖は，純度が高いほど上品でさっぱりとした甘さになる。分蜜糖を活性炭やイオン交換樹脂で精製して種々の精製糖や，それらを加工した**加工糖**が生産される。さまざまな種類の砂糖があり，結晶の大きさ（粒径）や甘さの違いを活かして，用途によって使い分けられる。

3）精製糖の種類

精製糖は結晶粒径によって，ざらめ（双目）糖とくるま（車）糖に分類される。結晶粒径の大きいざらめ糖は精製度が高く，ショ糖純度はほぼ100％で甘味が強い。ざらめ糖には，**白ざら糖**，**中ざら糖**，**グラニュー糖**がある。くるま糖は，結晶粒径が細かく（粒径0.1〜0.2 mm），溶けやすいため，調理に広く利用される。製造工程により一番糖から五番糖まで分類され，一番〜二番糖が**上白糖**，三番糖が**中白糖**，四番〜五番糖が**三温糖**である。固結防止と湿潤性を出すため，最終工程において，転化糖（ビスコ）を結晶表面に2％程度添加する。

（2）砂糖以外の糖質系甘味料

1）デンプン糖類

デンプンを酸または酵素で加水分解すると分解の程度により，デキストリン，マルトオリゴ糖，麦芽糖，ブドウ糖が生成する。デンプンを原料として製造される甘味料をデンプン糖と称する。デンプン糖とその製造に関わる酵素を

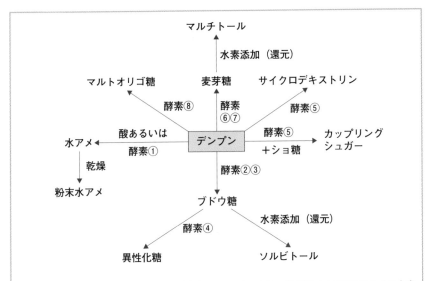

図8-2 デンプンから作られる代表的な糖と関係する酵素
(科学総説, No.43, 91, 1984, 食糧と化学, 学会出版センター)

図8-2に示す。

① **水あめ**　デンプンを酸または酵素で糖化して製造される粘性のあめである。デンプンの分解の程度により, 甘味度や粘度が異なる。

② **異性化糖**　ブドウ糖と果糖の混合液糖である。デンプンを糖化したブドウ糖液に, 酵素 (グルコースイソメラーゼ) を作用させ, ブドウ糖の一部を果糖に変えて製造する。果糖はブドウ糖よりも甘いため, 果糖の割合が高いほど甘味が強い。液状の糖で, ブドウ糖と果糖の組成により「ブドウ糖・果糖液糖 (ブドウ糖が50%以上)」と「果糖・ブドウ糖液糖 (果糖が50%以上)」がある。低温ほど甘味を強く感じるため, 清涼飲料水や冷菓に利用される。

2) オリゴ糖類

同種あるいは異なる種類の単糖類が2～20個結合したものをオリゴ糖と称するが, 3個以上結合したものを示すことが多い。多くのオリゴ糖は, ヒトの消

化酵素の作用を受けにくいため低カロリーである。また，整腸作用（腸内のビフィズス菌増殖促進），抗う蝕性などの共通の特性がある。

　大豆やテンサイに含まれる**ラフィノース**は，天然に存在する代表的なオリゴ糖である。また，酵素処理などにより**マルトオリゴ糖，シクロデキストリン**（サイクロデキストリン）などのさまざまなオリゴ糖が工業的に合成される（図8－2）。デンプンとショ糖の混合物に酵素（シクロデキストリン合成酵素）を作用させると，ショ糖のブドウ糖部位に数個のブドウ糖が結合した**カップリングシュガー**（＝グルコオリゴ糖）が生成する。デンプン以外の糖類から製造されるオリゴ糖には，ショ糖を原料とする**フラクトオリゴ糖**（ネオシュガー），乳糖を原料とする**ガラクトオリゴ糖**などがある。

3）糖アルコール類

　糖類のカルボニル基が水酸基に還元された構造をもつ。天然の糖アルコールも存在するが，一般的には工業的に酵素反応などにより製造されている。冷涼感をもち，爽やかな甘味，吸湿性，褐変抑制，非う蝕性などの特性があり，菓子や飲料などさまざまな加工食品に利用されている。また，生体内ではほとんど消化・吸収されないため低カロリーであり，肥満症や糖尿病患者用の甘味料として利用される。代表的な糖アルコールを表8－2に示す。

　糖アルコールやオリゴ糖などの体内で消化されにくい甘味料を過剰に摂取すると，鼓腸や下痢の原因となる場合がある。

4）その他

① **ハチミツ**　　ミツバチが集めた花の蜜が巣の中に蓄えられ分解・濃縮された天然の甘味料。花の蜜の主成分のショ糖は，貯蔵中にミツバチの唾液に含まれる酵素により果糖とブドウ糖とに分解される。微量成分として，ミネラル類，ビタミン類，酵素，アミノ酸などを含む。アカシア，レンゲ，クローバーなど花の種類や風土によって，色，甘味，酸味など風味が異なる。

② **メープルシロップ**　　サトウカエデの樹液を濃縮したもので，主成分はショ糖である。

表8-2　代表的な糖アルコール

名称／ 原料となる糖	甘味度 （ショ糖を 1とする） エネルギー	特　徴	用　途	自然界での所在
ソルビトール（ソルビット）／ブドウ糖，果糖	0.6 3 kcal/g	保湿性と安定性に優れている。口の中でひんやりとする感触。生体内でインスリンと無関係に代謝される。	あめやガム	リンゴ，ナシなどの果実類，海藻　など
キシリトール（キシリット）／キシロース	1 3 kcal/g	甘味度や味質はショ糖に類似。溶解性がよい。溶解時の吸熱量が大きいため，強い清涼感がある。抗う蝕作用・歯の再石灰化促進効果。	ガム・錠菓・あめ・ゼリーなどの菓子類，歯磨き粉・洗口液	イチゴ，アンズ，カリフラワーなど多くの野菜類・果実類
エリスリトール／ブドウ糖	0.8 0.24 kcal/g	ブドウ糖を原料に酵母発酵により製造される。キシリトールと同様に冷涼感が強い。	ガム，あめなどの菓子類	果実類，キノコ類，発酵食品
マルチトール（還元麦芽糖）／マルトース（麦芽糖）	0.8 2 kcal/g	ショ糖に似た良好な甘味，生体内ではほとんど利用されない。非う蝕性，デンプンの老化抑制作用，優れた耐熱性・耐酸性。	各種加工食品，ダイエット甘味料	還元麦芽糖水あめの主成分
還元パラチノース（パラチニット）／パラチノース（ショ糖から酵素により製造）	0.5 2 kcal/g	ショ糖に似た良好な甘味（まろやかですっきり，後味がよい）。吸湿性が低い，酸安定性（酸性条件下で加水分解しない），熱安定性（140℃以下の加熱では着色しない）。	あめ，ガム，錠菓など	

（3）非糖質系甘味料

　非糖質系甘味料は，天然甘味料と合成甘味料に分類される。**天然甘味料**は，植物の果実や葉などに含まれる甘味成分を抽出して製造される甘味料である。**合成甘味料**は，化学合成により製造される高甘味度甘味料である。食品衛生法により食品添加物として指定され，使用基準が定められている。非糖質系甘味料は，低カロリー・ノンカロリー甘味料として用いられている。ショ糖と比較して非常に甘味度が高いため，少ない使用量で十分な甘味を得ることができる（所在，甘味度については表8－1を参照）。

1）天然甘味料

　①　**配糖体（ステビオシド・グリチルリチンなど）**　　配糖体は，糖と非糖成分（アグリコン）がグリコシド結合した化合物の総称である。ステビオシドは，酸，アルカリ，熱に対する安定性が高く，飲料，菓子類など多くの食品に使用され

ている。非発酵性であるため，漬物や水産練り製品にも使用される。エネルギーは4 kcal/gであるが，甘味度が高く，少量で済むため，摂取エネルギーを抑えることができる。グリチルリチンは苦味があるため，甘味料として単独で使用されることはほとんどない。ナトリウム塩は，塩味を和らげる効果があり，味噌，醤油，加工食品に使用されている。

② **たんぱく質（ソーマチン・モネリンなど）**　ソーマチンは，食品素材の風味を増強させる効果と苦味・渋味・不快臭などを緩和するマスキング効果があり，飲料や菓子類などに利用される。

2）合成甘味料（人工甘味料）

① **アミノ酸系甘味料**　アスパルテームは，L-アスパラギン酸とL-フェニルアラニンが結合したジペプチドのメチルエステルである。砂糖に似た味質で，さわやかな甘味を呈する。たんぱく質と同様に消化，吸収，代謝される。エネルギーは4 kcal/gであるが，甘味度が高いため，低カロリーに抑えることができる。加熱すると分解しやすいので加熱調理には適さないとされてきたが，アセスルファムカリウムなどの他の甘味料との併用により熱に強くなり，煮物・炒め物・製菓などの加熱料理にも使用できる。**ネオテームとアドバンテーム**は，アスパルテームの誘導体で，非常に高い甘味度を持つ（表8－1参照）。甘味料の代替の他，フレーバーを増強する目的にも使用されている。また，甘味の後味が長く残るため，他の素材に由来する苦味・渋味などの好ましくない味をマスキングする効果がある。

② **サッカリンナトリウム**　サッカリンの化学物質名は安息香酸スルファミドで，トルエンを原料として合成される。水に溶けにくいため，ナトリウム塩が利用される。高濃度では苦味を感じるため，糖質系甘味料に混合して使用することが多い。漬物，清涼飲料水などに用いられる。

③ **アセスルファムK（アセスルファムカリウム）**　酢酸を原料に合成される。苦味を持つが，アスパルテームなどの他の甘味料との併用によって甘味が強くなり，味質が向上する。エネルギーは0 kcal/gである。水溶液中でも安定性が高く，飲料，菓子などに使用されている。

④　**スクラロース**　ショ糖から製造され，ショ糖に近い甘味をもつ。ステビオシドやサッカリンのような渋味や苦味はない。エネルギーは0 kcal/gである。非う蝕性でマスキング効果がある。清涼飲料水，アイスクリームなどに使用されている。酸および熱に強く，加工過程での対応可能な範囲が広いため，焼き菓子や製パンなどにも適する。他の糖質，高甘味度甘味料との併用により甘味度，味質とも強くする傾向がある。

2．調味料・香辛料類

（1）調 味 料 類

調味料は，料理や食品に甘味，塩味，うま味，辛味，苦味などの味や香りを付与し，嗜好に合うようにするために加えるものである。基本的な調味料は，食塩，砂糖，食酢である。嗜好に合うように味を調えるものとしては，味噌，醤油などの**発酵調味料**，ウスターソースなどの**混合調味料**，料理にうま味を与える**うま味調味料**，**風味調味料**などがある。

1）味　　噌

味噌は，蒸煮した大豆に麹と食塩を加えて，発酵・熟成させたわが国の伝統的な調味料である。利用目的により，調味料として味噌汁などに用いられる**普通味噌**と副食物として利用されるなめ味噌などの**加工味噌**に大別される。普通味噌は，麹を作る原料によって，米味噌，麦味噌，豆味噌に分類される。また，塩加減（味）や色により分類される。

主成分は，たんぱく質，炭水化物，脂質およびこれらの分解物であり，味噌の種類によって含有率は異なる。塩分は5～13％であるが，味噌の味は，原料の分解生成物である糖類による甘味，アミノ酸などによるうま味，食塩の塩味のバランスによって特徴づけられる。

味噌の風味は，微生物による発酵と熟成によって生まれる。味噌の製造工程の概略を図8－3に示す。麹菌はアミラーゼやプロテアーゼなどの酵素を産生し，原料中のデンプンやたんぱく質を分解し，糖分やアミノ酸などのうま味成

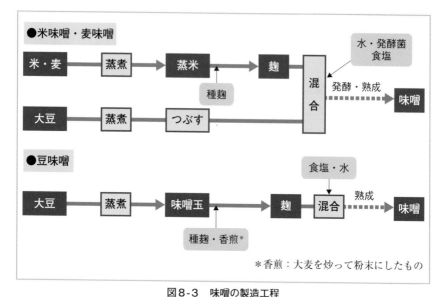

図8-3　味噌の製造工程
（みそ健康づくり委員会ホームページより作成）

分を生成する。乳酸菌によりブドウ糖から産生される乳酸は，原料臭の除去や酸味に関与する。味噌が酸性になると酵母が働き，アルコールやさまざまな香気成分を生成する。麹菌の酵素による分解作用と，乳酸菌および耐塩性酵母の発酵作用により生成されるさまざまな成分の相互作用により，複雑な香りや深い味わいを醸成する。熟成期間は，米・麦の配合比が大きいものほど短い。風味は原料大豆の割合が多いとうま味が強く，米・麦が多いと甘味が強くなる。豆味噌は，米や麦を使わず，大豆のみを原料とするため，甘味が少ない。また，熟成期間が長く，濃厚な香りとうま味，わずかな渋味が特徴である。

2）醤　　油

醤油は，大豆を主原料として，高い食塩濃度の条件下で発酵・熟成させて製造する伝統的な液体調味料である。塩味料として広く用いられ，うま味としての役割も大きい。さまざまな食品のうま味を補強し，色や香気により風味を向上させる。また，たんぱく質の凝固促進，魚類の身を引き締める，魚肉の生臭さを除去する，塩分・アルコール・酸などによる殺菌効果，消化促進の作用も

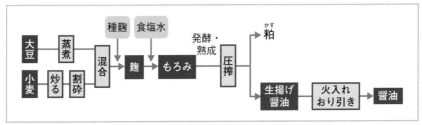

図8-4　濃口醤油の製造工程（本醸造方式）

ある。市販されている醤油の約8割は，伝統的な**本醸造方式**により製造されている。他の製法には，アミノ酸・酵素処理液・調味料などを添加し，醸造期間の短縮や原料の利用効率向上を図った**混合醸造方式**や**混合方式**がある。

　濃口醤油の製造工程の概略図を図8-4に示す。蒸煮した大豆と炒って割砕した小麦を混合して，全原料を麹とする。これに，食塩水を加えて**もろみ**を仕込み，ときどき撹拌しながら，時間をかけて発酵・熟成させる。発酵・熟成が終わったもろみを搾ると**生揚げ**醤油（**生醤油**）が得られる。殺菌・酵素の失活による品質の安定化，醤油の香りや色を調える目的で加熱処理を行う（＝火入れ）。発酵・熟成過程において，もろみ中の酵素，乳酸菌，酵母の作用により原料のデンプンやたんぱく質が分解され，糖類，アミノ酸，香気成分が生産される原理は味噌と同様である。醤油特有の香りの形成には，アルコール類やエステル類などの非常に多くの香気成分が関与している。着色は，アミノカルボニル反応により生じるメラノイジンによる。

　醤油の成分は，大豆のたんぱく質と小麦のデンプンに由来する。うま味成分は，麹菌酵素により生成するグルタミン酸などのアミノ酸が主体である。糖や有機酸も味に関与しており，塩味，うま味，甘味，苦味などの複雑な味をバランスよく与える。甘味はブドウ糖，麦芽糖，グリセロールなど，酸味は乳酸菌により生成する酢酸・乳酸，酵母により生成するコハク酸などによる。

　日本農林規格（JAS）では，**濃口**醤油，**淡口**醤油，**たまり**醤油，**再仕込み**醤油，**白**醤油の規格を定めている。JAS規格外のものに，食塩の摂取量低減を目的とした減塩醤油や低塩醤油，生醤油，魚醤などがある。魚醤は魚介類を原料

とする醤油状の発酵調味料で，独特の香りとうま味を持つ。しょっつる（秋田県），いしる（石川県）などが知られる。国外にも，ニョクマム（ベトナム），ナンプラー（タイ）などがある。

3）食　　酢

酢は人類最古の調味料ともいわれ，酒作りと関係が深い。世界各地でその土地の酒の原料に近い酢が作られてきた。食酢には，食べ物にさわやかな酸味を与える，味を引き締める，塩味をやわらげるなどの調味料としての働きの他に，微生物の増殖抑制，殺菌効果，野菜の褐変防止，たんぱく質の凝固促進（サバの酢締めなど）などの作用がある。

食酢は，**醸造酢**と**合成酢**に大別される。合成酢は，酢酸に糖類や化学調味料を加えたものである。現在，市販食酢のほとんどは醸造酢で，原料により**穀物酢**（米酢，大麦黒酢など），**果実酢**（リンゴ酢，ブドウ酢など），穀物酢や果実酢以外の醸造酢に分類される。穀物酢は，すし，酢の物，酢味噌など，和食のさっぱりとした味になじむ。果実酢は特有な風味があるため，マヨネーズやドレッシングなどに合う。欧米では，果実酢が主流で，特にブドウを原料とするワインビネガーやイタリア原産のバルサミコ酢が多用される。

食酢（醸造酢）の製造工程の概略図を図8−5に示す。麹と酵母により原料のデンプンや糖をアルコール発酵させた後，種酢（酢酸菌を多量に培養して作る）を添加して酢酸発酵を行う。常温で1〜3か月程度，熟成・貯蔵した後，酸度を調整し，火入れ（＝加熱殺菌）の工程を経て製造する。

食酢の主成分は酢酸で，種類によって差があるが，4〜5％含まれる。原料由来のアルコールから，酢酸菌の作用で酢酸が生成する。また，酢酸の他，乳酸，コハク酸，クエン酸などの有機酸や，糖分やアミノ酸なども含まれ，まろやかさやうま味のある醸造酢独特の風味を作る。

4）ソース類

一般に，西洋料理に使われる液体または半固形状の調味料の総称である。ハンバーグソースやパスタソースなどの料理別の専用ソース，トマトソース，ホワイトソース，ドミグラスソース，オイスターソースなど，調理の味を引き立

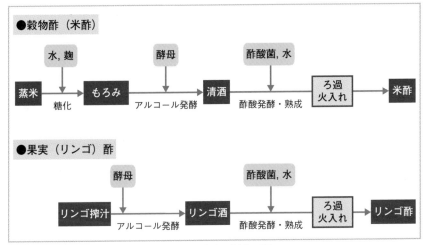

図8-5　食酢の製造工程

たせる混合調味料の全てを含む。日本では，ソースといえばウスターソース類を示すことが多い。ウスターソースは，野菜や果実の煮汁に香辛料や調味料を配合して熟成させた調味料である。名称の由来となった英国ウスターシャー州ウスター市で初めて作られ，明治時代に日本に伝わった。その後，日本独自の発達を遂げ，食卓用のソースとして広く使用されるようになった。ウスターソースの製造工程の概略図を図8-6に示す。主原料は，トマト，タマネギ，ニ

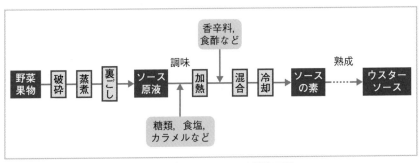

図8-6　ウスターソースの製造工程

ンジン，リンゴなどの野菜と果実である。これらを煮込んだ煮出し汁に，ショ糖，食塩，食酢（果実酢），香辛料，カラメルなどを混合し味を調える。香辛料には，トウガラシ，ショウガ，コショウ，ナツメグ，シナモン，フェンネルなど十数種類が使用される。熟成の後，殺菌，充填され製品となる。JAS規格では，粘度によって，ウスターソース，**中濃ソース**，**濃厚ソース**（とんかつソース）の3種類に分類する。粘度の低いウスターソースにトマト，リンゴのパルプ質やデキストリン，コーンスターチなどの糊料を加えて粘度を上げると中濃ソース，濃厚ソースとなる。

5）マヨネーズ

マヨネーズは，食用植物油脂，醸造酢，鶏卵（全卵または卵黄）を主原料として，食塩，糖類，うま味調味料，香辛料などを適宜加え，混合・撹拌し製造する半固形状のドレッシング調味料である。卵黄の乳化作用により，油脂と酢が分離することなく，水中油滴（O/W）型エマルションを形成している。食酢の酸味のため，さわやかな風味を持ち，脂質含量が高い割にはあっさりした食感であり，万能調味料として広く利用されている。

6）ドレッシング

食用植物油脂（サラダ油）と酢（食酢，カンキツ類の果汁など）の混合物に，食塩，糖類，香辛料を加えて調製したもので，前菜やサラダにかけるソースの一種。広義にはマヨネーズも含める。分離液状の分離型，半固体状，乳化液状の乳化型に大別される。

7）うま味調味料

食品に含まれる代表的なうま味成分は，コンブや野菜などに含まれるグルタミン酸，魚・肉類に含まれるイノシン酸，シイタケなどに多く含まれるグアニル酸，貝類や清酒に含まれるコハク酸である。うま味調味料は，これらの成分を水に溶けやすく使いやすくしたものであり，料理にうま味を与えるだけでなく，素材の持ち味を引き立て，こく，広がり，厚みなどの風味を高め，全体の味を調和させる効果がある。

グルタミン酸を主体とするアミノ酸系調味料（L-グルタミン酸一ナトリウム；

MSG）と，イノシン酸やグアニル酸を主体とする核酸系調味料（イノシン酸ナトリウム，グアニル酸ナトリウム）があり，デンプンなどを原料として，微生物の働きを利用した発酵法および酵母を利用した核酸分解法により製造される。コハク酸ナトリウムは，アルコール発酵の副産物として生じる。

　これらのうま味調味料の相乗効果を利用した複合調味料は，MSGに核酸系調味料を配合（低核酸系調味料：1.5〜2.5％配合，高核酸系調味料：8〜9％配合）し，少量でうま味を効かせることができる。低核酸系調味料は，現在，家庭用うま味調味料の主流である。

8）風味調味料

　各種の節類，煮干し，コンブ，干しシイタケ，貝柱などの風味原料に，砂糖，食塩，うま味調味料，たんぱく加水分解物などを配合したものを乾燥し，粉末状あるいは顆粒状にした調味料である。いわゆる，"だしの素"がこれにあたる。カツオ節（粉末・濃縮抽出物）を基本にしたものが主流で，他にコンブを基本にしたものがある。

（2）香辛料類

　香辛料（スパイス）は芳香性植物の一部で，特有の風味をもち，食品に味，香り，色を付与して嗜好性を向上させるとともに，食欲を増進させ，消化・吸収を促進する作用がある。また，抗酸化作用や抗菌作用により食品の保存性を高める効果や生体調節に関わる機能（三次機能）をもつものもある。利用形態により，フレッシュ（生），ドライ（乾燥）に大別される。ドライのものは，粉砕（ホール・粗挽き・パウダー）や混合の方法（単品・ミックス）によりさらに細分される。また，利用する部位による分類（葉茎・花穂，花蕾，果実，種子，根・根茎，樹皮など）も一般的である。料理における香辛料の主な働きは，香りをつける作用，辛味をつける作用，色（彩り）をつける作用の三つである。

1）香りを特徴とする香辛料（香味性香辛料）

　ほとんどすべての香辛料に共通の作用として，食品・料理に食欲をそそる香りを付与する働き（賦香作用），および肉や魚介類等の素材の臭みを抑える働き

（矯臭作用・マスキング作用）がある。これは，香辛料に含まれる香り成分（精油：エッセンシャルオイル）の働きによるものである。

２）辛味を特徴とする香辛料（辛味性香辛料）

コショウ，ショウガ，トウガラシなどの辛味をもつ香辛料は，料理にアクセントをつけ，味を引き締める効果がある。舌が焼けるような辛味，刺激的なぴりっとした辛味，鼻につんと抜けるような辛味など，香辛料により特徴がある。食欲増進，唾液分泌の促進，消化促進，発汗作用などの生理機能がある。

３）色を特徴とする香辛料（着色香辛料）

サフラン，ターメリック（ウコン），パプリカは，香りとともに料理に赤，黄などの色を付ける効果をもつ。見た目の美しさも，料理のおいしさを支える大切な要素である。

４）調合香辛料（ブレンドスパイス）

食文化に根付いた複数の素材を配合した調合香辛料には，七味トウガラシ，ガラムマサラ，チリパウダー，五香粉^{ウーシャンフェン}などがある。地域により使われる香辛料には傾向があり，料理の風味付けに使えば，手軽にその国らしさを加えることができる。

9

調理済み食品類・菓子類・し好飲料類

★ **概要とねらい**

加工食品には，一次加工食品から三次加工食品がある。

一次加工食品は，農産物・畜産物を原料として，その食材の特性を著しく変更せずに物理的処理や微生物的処理・加工した食品であり，精米，精麦，原糖，缶・瓶詰果汁，酒類，味噌，醤油，植物油，漬物などがある。

二次加工食品は，一次加工によって製造された業務用製品を1～2種以上用いて変化に富むように加工した食品であり，製パン，製糖，糖化糖，マーガリン，ショートニング，マヨネーズ，ソースなどがある。

三次加工品は，一次あるいは二次加工食品を2種類以上の業務用製品を組み合わせて在来と異なる形に加工した食品で，「調理済み食品」と呼ばれる。

1. 調理済み食品類

三次加工食品である調理済み食品には，インスタント食品，冷凍食品，缶詰，練り製品，包装食品，レトルト食品，半調理済み食品，コピー食品，惣菜などがある。

（1）インスタント食品

調理に時間と労力を要するものを，あらかじめある程度加工処理をして，簡単な調理操作で食べられる加工度の高い乾燥食品である。インスタントラーメン，ケーキミックス，粉末清涼飲料，インスタントコーヒー等がある。

インスタントめんの分類を表9-1，インスタントラーメンの製造方法の例を図9-1に示す。

表9-1　インスタントめんの分類

分類方法	具体例
包装・容器	袋めん・カップめん
めんの種類	中華めん（ラーメン，やきそば） 和風めん（うどん，そばなど） 欧風めん（スパゲッティなど）
めんのα化の有無	α化めん（蒸熱後，乾燥したもの） 非α化めん（蒸熱しないで乾燥したもの）
めんの処理方法	油揚げめん ノンフライめん（熱風乾燥めん） 生タイプ即席めん
味	醤油味，味噌味，塩味，とんこつ味 カレー味，ソース味　など
食べ方	汁もの（ラーメン，かけそば，かけうどんなど） その他（焼きそば，焼うどん，冷やしめん，つけめん，ざるそば，スパゲッティなど）

（2）レトルト食品（レトルトパウチ食品）

レトルト食品とはレトルト（加圧加熱殺菌装置）で殺菌できるパウチ（袋状の

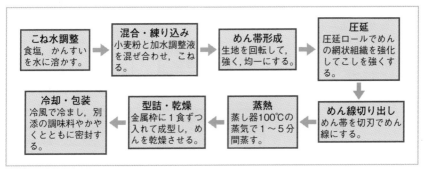

図9-1　インスタントラーメンの製造法

もの）または成型容器（トレー型）に詰められた食品をいう。市販されているレトルト食品には，アルミ箔とプラスチックフィルムを重ね合わせた光線も空気も通さない袋状や箱型のもの（JAS規格のレトルトパウチ食品）と，透明なプラスチックフィルムを重ね合わせた袋状や箱型のものがある。レトルト食品の容器は耐熱性に優れ，ヒートシールによって密封した後，120℃で4分間以上加熱殺菌する。内側のアルミ箔やスチール箔を重ね合わせたレトルト食品の場合は，1年以上の保存ができる。透明な容器の場合の賞味期限は，光線とわずかに空気を通すものが3～6か月，光線は通すが空気をほとんど通さないものが6～12か月になる。レトルトカレーの製造方法を図9－2に示す。

（3）冷凍食品

　冷凍食品は，食品に前処理または調理後－40～－30℃で急速凍結後，包装して－18℃以下で保存される。1年間は品質が変化しないとされる。冷凍食品には，食品素材の冷凍食品，半調理冷凍食品，調理冷凍食品があり，生産量が多いのは調理冷凍食品である。業務用より家庭用の生産量が年々増加している。冷凍食品は，－18℃以下で生産者から消費者に届けられる方式（コールドチェーンシステム）で貯蔵・運搬される。冷凍食品の製造工程例を図9－3に示す。

　冷凍食品は幅広い種類があり，製造工程はその商品の特性に合わせて最適なものになっているため，一般的な製造工程はなく，共通として急速凍結を行う

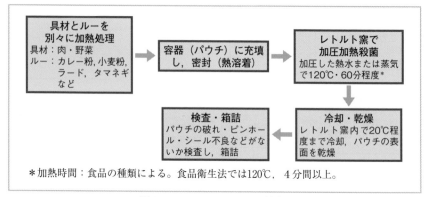

図9-2　レトルトカレーの製造法

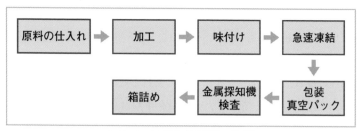

図9-3　冷凍食品の製造工程例

工程がある。**急速凍結**は，以下の四つの方式に大別される。①**空気式凍結**（エアブラスト方式）：冷風を食品に当てて凍らせる方法でバッチ式あるいは連続式がある。②**液体式凍結**（ブライン方式）：低温の液体に食品を漬ける方法である。低温の液体をブラインといい，食塩水やアルコールなどが使用される。③**接触式凍結**（コンタクト方式）：低温の冷凍板に接触させて凍結する方法で，効率を上げるために挟んで圧力をかける設備が多い。④**液化ガス凍結方式**：液体窒素や液化炭酸ガスを吹き付ける方式である。また，複数の方式を組み合わせた設備もある。

　冷凍食品は，すぐ食べられる利便性，保存性が高く，冷凍技術の急速な進歩により食品の味が向上し，需要が高い食品であり，多くの種類の冷凍食品が生産されている。最近の生産量を表9-2に示した。

表9-2 冷凍食品の品目別生産量の比較（令和元・2年）

品　目			数　量		
			令和元年	令和2年	対前年比
			トン	トン	
水産物		魚　　　　　類	14,177	16,903	119.2%
		え　　び　　類	8,987	8,090	90.0%
		い　　か　　類	4,377	2,239	51.2%
		貝・か・たこ類	8,187	8,055	98.4%
		そ　　の　　他	10,337	10,892	105.4%
			46,065	46,179	100.2%
農産物		に　ん　じ　ん	7,200	6,453	89.6%
		コ　　ー　　ン	8,682	8,816	101.5%
		か　ぼ　ち　ゃ	5,096	4,248	83.4%
		ポ　テ　ト	25,829	24,992	96.8%
		ほ　う　れ　ん　草	6,378	5,829	91.4%
		そ　の　他　の　野　菜	17,999	15,886	88.3%
		果　　実　　類	1,890	2,557	135.3%
			73,074	68,781	94.1%
畜産物			4,622	5,255	113.7%
調理食品	フライ類	水産 えびフライ（令和2年分類変更あり）	6,765	2,829	41.8%
		か　き　フ　ラ　イ	10,434	9,502	91.1%
		魚　　フ　ラ　イ	14,746	13,309	90.3%
		コロッケ コ　ロ　ッ　ケ	165,692	161,500	97.5%
		うちクリームコロッケ	29,066	32,181	110.7%
		その他 カ　　ツ	59,445	54,590	91.8%
		鶏　　唐　　揚	13,190	13,772	104.4%
		てんぷら・かき揚げ	8,667	9,176	105.9%
		そ　　の　　他	46,682	45,394	97.2%
			325,621	310,072	95.2%
	フライ類以外	米飯類 炒　　飯　　類	83,309	99,523	119.5%
		ピ　ラ　フ　類	53,835	42,082	78.2%
		お　に　ぎ　り	27,281	27,837	102.0%
		そ　　の　　他	26,045	24,274	93.2%
			190,470	193,716	101.7%
		麺類 う　ど　ん	192,378	199,864	103.9%
		ス　パ　ゲ　ッ　テ　ィ	60,540	65,869	108.8%
		ラ　ー　メ　ン　類	65,087	60,159	92.4%
		そ　　の　　他	62,265	62,613	100.6%
			380,270	388,505	102.2%
		その他 ハ　ン　バ　ー　グ	70,065	62,641	89.4%
		ミ　ー　ト　ボ　ー　ル	27,102	20,743	76.5%
		シ　ュ　ウ　マ　イ	38,364	41,878	109.2%
		ギ　ョ　ウ　ザ	81,776	89,650	109.6%
		春　　巻	25,100	22,715	90.5%
		中　華　ま　ん　じ　ゅ　う	11,918	9,511	79.8%
		パ　ン・パ　ン　生　地	14,728	12,527	85.1%
		卵　製　品	18,866	19,166	101.6%
		グ　ラ　タ　ン	44,587	30,861	69.2%
		シ　チ　ュ　ー・ス　ー　プ	26,196	29,288	111.8%
		ソ　ー　ス　類	11,937	10,675	89.4%
		た　こ　焼・お　好　み　焼	49,135	45,024	91.6%
		そ　　の　　他	102,613	100,890	98.3%
		う　ち　大　豆　製　品	21,980	17,953	81.7%
		う　ち　中　華　惣　菜	6,565	5,881	89.6%
			522,387	495,569	94.9%
			1,093,126	1,077,790	98.6%
			1,418,747	1,387,862	97.8%
菓子類		洋　　菓　　子	31,957	28,139	88.1%
		和　　菓　　子	3,471	3,569	102.8%
		そ　　の　　他	10,521	11,428	108.6%
			45,949	43,136	93.9%
合　　計			1,588,457	1,551,213	97.7%

（日本冷凍食品協会ホームページ）

（4）缶詰・瓶詰食品

　缶詰は世界各国の国々で作られ，その種類は1,200種類以上といわれる。世界中で製造された缶詰は，輸入・輸出を経て世界各国にて消費されている。約800種類が作られている日本も，代表的な生産国であり，消費国でもある。主要品目は，マグロ，サケなどの水産缶詰，ミカン，モモ，パインアップル，混合果実等の果実缶詰，スイートコーン，トマト，マッシュルーム，アスパラガス等の野菜缶詰がある。

　缶詰は一般に，原料→調理→詰込→注液→殺菌→冷却→打検・荷造り→製品のような工程で作られる（「4　野菜類・果実類・キノコ類と加工食品」，p.73，図4-2参照）。

　缶詰の特徴としては，加熱殺菌されていること，食品添加物を使っていないこと，原料産地で多く出回る時に生産するので経済的，保存性がよいことなどがあげられる。

2. 菓 子 類

　菓子は，通常の食事以外に食べるし好食品の一つで，食生活にうるおいと楽しさを与えてくれる。和菓子，洋菓子があり伝統文化を基盤とした菓子からヘルシーを強調した菓子など非常に多くの種類があり，分類方法もさまざまで厳密に分けることができないものもある。最近ではスィーツと呼ばれるようにもなっている。

（1）和 菓 子

　日本特有の伝統的な菓子で，原料には米粉，小麦粉，小豆，砂糖などが使われる。水分含量30％以上の和生菓子，10％以上30％未満の半生菓子，10％未満の干菓子に分けられる。和菓子の分類を表9-3に示す。

表9-3 和菓子の製法による分類

分類	製法	製品例
生菓子	餅物	餅，おはぎ，草餅，柏餅
	蒸し物	蒸しまんじゅう，蒸しようかん，ういろう
	焼き物	どら焼き，桜餅，きんつば，茶通 栗饅頭，桃山，カステラ
	流し物	ようかん，水ようかん
	練り物	練り切り，求肥（ぎゅうひ）
	揚げ物	あんドーナッツ，揚げまんじゅう
半生菓子	あん物	石衣
	おか物	最中
	焼き物	茶通，桃山
	流し物	ようかん
	練り物	求肥（ぎゅうひ）
干菓子	打ち物	落雁，懐中汁粉
	押し物	塩釜
	掛け物	おこし
	焼き物	砂糖漬け
	あめ物	有平糖，おきなあめ

（2）洋 菓 子

　西洋伝来の菓子で，明治期以降に本格的に製造されるようになった菓子である。洋菓子を広義に考えた場合，使用する基本の原料や製法により三つに大別される。原料は小麦粉，砂糖，鶏卵，油脂，乳製品，チョコレート，果物，洋酒などを使用する。製造直後の水分含量により，水分30％以上含む**洋生菓子**，水分10％〜30％未満の**洋半生菓子**，10％未満の**洋干菓子**に分けられる。洋菓子の材料や製法による分類を表9－4に示す。

表9-4　洋菓子の分類

分　類	生地別または形態別分類	製品例
pâtisserie パティスリー (生菓子・焼き菓子)	起泡生地	ショートケーキ，ロールケーキ，パウンドケーキ，マドレーヌ
		ビスケット，クッキー，サブレ，クラッカー
	練り生地	シュークリーム，エクレア
	折り生地	パルミエ，リーフパイ，アップルパイ，タルト，ミルフェ
	卵白生地	メレンゲ
	発酵生地	サバラン，ブリオッシュ，クロワッサン，デニッシュ・ペストリー
confiserie コンフィズリー (糖菓)	砂糖類の加工品	フォンダン，あめ，ドロップ，ボンボン，キャラメル，タフィー
	果実類の加工品	ピューレ，果汁，ジャム，ママレード，フルーツゼリー
	ナッツ類の加工品	マジパン，ヌガー
	チョコレート類	スイートチョコレート，ミルクチョコレート
		ビターチョコレート，生チョコレート
glace グラス（氷菓）	アイスクリーム	アイスクリーム
	シャーベット	シャーベット

3．し好飲料類

（1）アルコール飲料

　酒税法第2条に規定されているアルコール分1度（アルコールの容量%で1%）以上の飲料を酒類という。酒税法では，酒類をその製法や性状により課税上の区分として大きく4種類に分類され，さらに酒類の区分として17品目に整理されている。製造法の違いによって酒類は，醸造酒，蒸留酒，混成酒の3種類に分類される（図9－4）。また，酒類の主な原材料とアルコール含量を表9－5に示す。

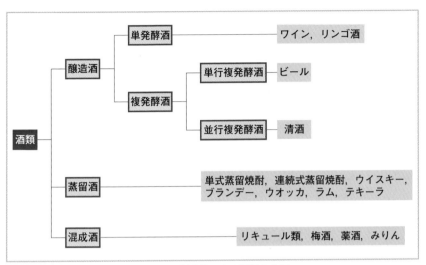

図9-4　製造法による酒類の分類

表9-5　酒類の主な原料とアルコール含量

分類	種類	主な原材料	アルコール含量（％）
醸造酒	ワイン	ブドウ	9～14
	ビール	大麦麦芽，ホップ	4～8
	清酒	米，米麹，水	15～16.5
蒸留酒	ブランデー	ブドウ，リンゴ，プラム，チェリー	39～43
	ウイスキー	大麦，ライムギ，コーン	39～43
	連続式蒸留焼酎	糖蜜，サツマイモ	36未満
	単式蒸留焼酎	米，麦，ソバ，サツマイモ，黒糖	45以下
	ウオッカ	大麦，ライ麦，コーン	40～60
	ラム	サツマイモ，サトウキビ，糖蜜	40前後
	ジン	各種穀類	37～47.5
	テキーラ	竜舌蘭の茎	55
	白酒（パイチュウー）	コウリャン，小麦	30～50
混成酒	リキュール	果実，草木の根・茎・種子	7～40
	みりん	米，もち米	14

1）醸 造 酒

　穀類や果実など原料中の糖分を酵母によりアルコール発酵させて作る。ワイン，ビール，日本酒の製造法を図9－5に示す。アルコール発酵のみの**単発酵**

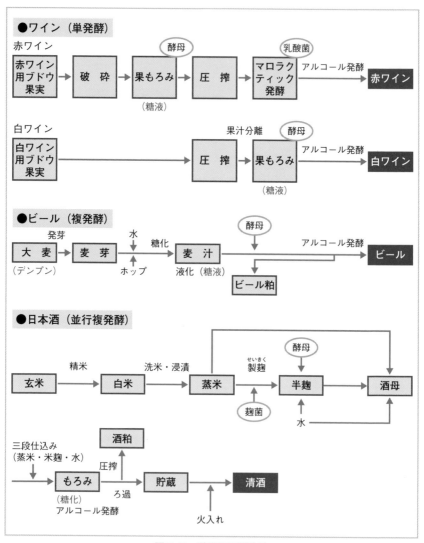

図9-5　醸造酒の製造法

式（ワイン）と原料の穀類等のデンプンを糖に変え，アルコール発酵を行う**複発酵式**がある。複発酵式には，糖化後，アルコール発酵を順次行う単行複発酵式のビール，糖化とアルコール発酵を同時に行う並行複発酵式の清酒がある。

　①　**ワイン**　　ワインは単発酵酒の果実酒であり，原料ブドウの品種によりさまざまなタイプがあるが，製造法により**非発泡性ワイン**（スティルワイン），**発泡性ワイン**（スパークリングワイン），**酒精強化ワイン**（フォーティファイドワイン），**芳香付けワイン**（フレーバードワイン）に分けられる。一般に多く飲用されているのは非発泡性ワインであり，色調により赤，白，ロゼの３種類になる。ワイン製造には発酵前の果汁に雑菌の繁殖抑制と酸化防止のために亜硫酸塩を添加したものが多い。赤ワインは赤色または黒色系のブドウを原材料とし，果肉と果皮を含んだまま発酵，熟成させたものである。白ワインは，緑色または赤色系のブドウの果肉，種，果皮を取り除き発酵，熟成させたものである。ロゼワインの製法はいくつかあり，ひとつは白ブドウと黒ブドウを一定の割合で混ぜ合わせて皮ごと破砕したものを原料とし，発酵中にピンク色になったとき，果皮を取り除き，さらに発酵させたものである。発泡性ワインは，EUのワイン法では20℃において３気圧以上の炭酸ガスを有する。フランスのシャンパーニュ地方で，瓶の中で白ブドウ酒に一定量の補糖をし，再び酵母を添加して発酵させる方法（瓶発酵法）により製造されるものをシャンパンと呼び，その他の地域のものはシャンパンとは呼べない。同じ瓶発酵法で作られるものにスペインのカヴァがあり，耐圧タンク発酵法で作られるものにドイツのセクト，イタリアのスプマンテがある。酒精強化ワインには，ワインの製造工程中にブランデーやアルコールを添加したスペインのシェリー，ポルトガルのポートワイン，マディラワインがある。スペインの伝統的なワインであるサングリアは非発泡性ワインにリンゴやオレンジなどの果物や果汁と砂糖やソーダを加えた芳香付けワインである。

　②　**清　酒**　　清酒は日本酒とも呼ばれ，必ず米を使うこと，「濾す」の工程を必ず入れることが特徴であり，酒税法で定められている。通常，日本酒は「米・米麹・水」で作る**純米酒**を指すが，口当たりをよく，香りを出すために醸

造用アルコールを添加する。**特定名称酒**と呼ばれるものには純米酒の他，吟醸酒，大吟醸酒，本醸造酒，特別本醸造酒がある。原酒とは精製後加水しない清酒，生酒とは火入れをしないでろ過後瓶詰めした清酒である。

③　ビール　　ビールは，発芽させた大麦麦芽のアミラーゼにより大麦デンプンを糖化させて麦芽汁を作り，これに**ホップ**を加えて，ビール酵母によりアルコール発酵させて作る炭酸ガスを含むアルコール飲料である。ホップ由来の苦味（フムロン）と芳香をもつ。副原料としてトウモロコシ等のデンプンを用いるが，使用量が麦芽重量の1/2以下と規定されており，これを超えると酒税法上ビールではなく**発泡酒**となる。発酵に使われる酵母の種類によって，**上面発酵ビール**（イギリス系ビール）と**下面発酵ビール**（ドイツ系ビール）に分けられ，世界的には下面発酵ビールが主流である。下面発酵酵母を使用し，低温でじっくり時間をかけて発酵を行い，発酵が終わると酵母がタンクの底に沈着するので，下面発酵といわれる。ビールと発泡酒の定義の違いを表9−6に示す。

2）蒸　留　酒

アルコール発酵では，発酵液のアルコール濃度が20％以上になると，酵母に

表9-6　ビールと発泡酒の定義の違い

	ビール	発泡酒
定　義	●原料（水，ホップを除く）における麦芽の使用率が2/3以上 ●ビールで使用可能な原料を発酵させたもの ●酒類（アルコール分20％未満） ●発泡性	●原料の一部に麦芽または麦を使用 ●酒類（アルコール分20％未満） ●発泡性
使用可能な原料	麦芽・ホップ・水・麦・米・トウモロコシ・こうりゃん・ジャガイモ・デンプン・糖類・カラメル	麦芽または麦を使用してあれば，他は何でも使用可（ただし，麦芽または麦を原料の一部としたアルコール含有物を蒸留したものを原料の一部とした場合には，スプリッツまたはリキュールに分類される）。
麦芽使用率	麦芽使用率　　2/3以上	麦芽を使用していればOK（麦芽の量に定義はない）。使用量により税率に変更あり。

よる発酵はできなくなる。さらにアルコール濃度の高いものを得るために，醸造酒を蒸留してアルコール度数（20〜70％）を高くした酒が**蒸留酒**であり，ウイスキー，ブランデー，焼酎などがある。蒸留酒はエキス分が少ないため，風味は淡白であるが，独特の強い香気をもっている。

　①　**ウイスキー**　　ウイスキーには，大麦麦芽のみを原料とした**モルトウイスキー**と，ライ麦やトウモロコシなど大麦以外の穀類を原料とした**グレインウイスキー**がある。スコッチウイスキーなどのモルトウイスキーは原料の大麦麦芽をピート（泥炭）でくん煙するため，香気が強いのが特徴である。バーボンウイスキーなどのグレインウイスキーでは，麦芽をくん煙せずそのまま使用する。

　②　**ブランデー**　　ブランデーは果実酒を蒸留したもので，樫樽で貯蔵・熟成させるので，熟成に3〜5年かかる。アルコール度数はウイスキーとほぼ同じであるので，酒造法上ではウイスキー類に分類される。

　③　**焼　酎**　　焼酎は，穀類，イモ類，糖蜜などを原料として**もろみ**を作り，これを蒸留する日本特有の蒸留酒であり，単式蒸留焼酎と連続式蒸留焼酎がある。**単式蒸留焼酎**は単式蒸留機で蒸留させ，アルコール度45％以下にしたもので，別名「本格焼酎」「焼酎乙類」「ホワイトリカー2」などがある。**連続式蒸留焼酎**は，連続式蒸留機で蒸留させ，アルコール度36％未満にしたもので，別名「焼酎甲類」「ホワイトリカー1」などがある。

　④　**ウオッカ**　　ウオッカは，ロシアの伝統的な蒸留酒であり，トウモロコシ，小麦，大麦，ライ麦を蒸煮し，麦芽を加えて糖化，次いで発酵させたものを蒸留後，水で40〜60％に薄め，白樺の炭の層を通しろ過精製したものである。無色透明で無臭，まろやかな甘さがあるのが特徴である。

　⑤　**ジ　ン**　　ジンは，トウモロコシ，ライ麦などの穀類を麦芽で糖化し，発酵したものを蒸留したものにジュニパー・ベリー（セイヨウネズの果実を乾燥させたもの）の香りをつけた蒸留酒である。

　⑥　**ラ　ム**　　ラムは，カンショ汁を濃縮して砂糖の結晶を分離した残液（精糖廃糖蜜）を原料として，これを発酵，蒸留，熟成させて作った蒸留酒であ

る。直接カンショ汁から作られることも多い。色の濃さから，香味の強さから
ヘビー，ミデュアム，ライトの種類がある。

　⑦　**その他の蒸留酒**　　メキシコの**テキーラ**は竜舌蘭の茎を原料とした蒸留
酒であり，中国の**白酒**（ばいちゅう）は穀物を原料とする蒸留酒であり，焼酎と同じになる。

3）混　成　酒

　混成酒は，醸造酒や蒸留酒に，糖類や果実，植物の根，茎，葉，香料など種々
の材料を加えて作られる再製酒といわれ，合成酒，みりん，各種の果実酒，薬
酒，リキュール類がある。

　①　**みりん**　　みりんには，本みりんと本直しの2種類がある。**本みりんは**
蒸もち米に米麹，焼酎を加えて熟成後，ろ過した酒であり，アルコール分約14%，
糖分約40%である。**本直し**は，本みりんが熟成する前に焼酎またはアルコール
を加えて，アルコール度数を22%以上にして甘味を減らしたもので，飲用みり
んとして使われる。本みりんは，調味料として使用されているが，アルコール
度数が約14%であるので，酒税法上では酒として取り扱われる。

　②　**リキュール**　　リキュールは醸造酒，蒸留酒，アルコールに糖類，果実，
まむし，香料などを漬けた酒類である。

（2）茶　　　　類

　「チャ」はツバキ科ツバキ属の常緑樹で，中国種とアッサム種に分かれ，葉が
小さく，比較的寒さに強い。中国種は緑茶向き，葉が大きく寒さに弱いアッサ
ム種は，主に紅茶に使われる。茶芽は摘みとってもまた生えてくる。日本では，
茶摘みは春から夏にかけて複数回行い，摘み取る順番で区分する。その年の春
に初めて摘まれたものが一番茶であり，これが新茶と呼ばれ，渋味が少なく，
うま味が強く良品質のお茶とされる。それ以降二番茶，三番茶と品質がさがっ
ていく。茶の製造時には，生葉に含まれる酵素（ポリフェノールオキシダーゼ）
の働きを止めるために加熱する。この加熱処理をいつ行うかにより茶の種類は
大きく分かれる。葉を摘み取ってすぐに加熱して発酵を止める不発酵茶（緑
茶），ある程度で発酵を止めたものが半発酵茶（ウーロン茶），発酵を最大限に進

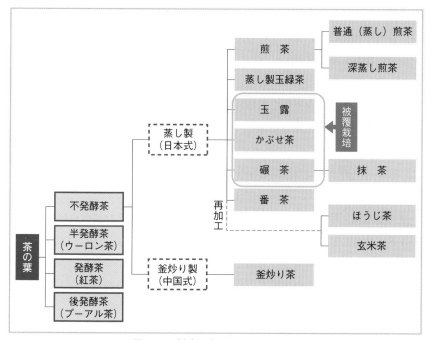

図9-6　製法の違いによる茶の分類

めた発酵茶（紅茶）になる。図9－6に茶の種類を示した。

1）不 発 酵 茶

　不発酵茶は，生葉をすぐに加熱して，酵素を不活性化させたのち，葉をもみながら（揉捻）乾燥させる。生葉の色に近い緑色を残すのが特徴である。日本緑茶のほとんどは生葉を蒸気で蒸すため**蒸し製**という。玉露，碾茶，抹茶等の覆下茶と，煎茶，番茶の露天茶がある。一部に生葉を釜で炒る**釜炒り製**があり生葉を釜で炒るお茶を「釜炒り茶」と呼び，釜香の独特な香りがある嬉野茶，矢部茶，中国緑茶がある。緑茶のうま味はL-グルタミン酸とテアニンである。特に玉露にはテアニンが多い。緑茶の渋味はカテキン類であり，苦味はカフェインである。また，緑茶はビタミンCを多く含む。

2）半 発 酵 茶

　ウーロン茶は，生葉を放置してしおれさせて（萎凋）から，さらに室内で萎

凋を行い，ドラムに入れて回転し，葉に傷をつけて発酵をある程度進ませてから，釜炒り加熱により発酵を止め，揉捻して乾燥させ作る。緑茶や紅茶とは異なる独特な香気を呈する。

3）発　酵　茶

発酵茶は，生葉を放置してしおれさせて（萎凋）から圧力をかけてよくもみ，十分に発酵させた後乾燥させ作る。発酵過程で，クロロフィルは分解され，カテキン類は酸化重合し，赤色系テアフラビンや赤褐色系のテアルビジンを生じ，紅茶特有のきれいな紅色を呈する。

4）後　発　酵　茶

後発酵茶は，生葉をすぐに加熱し酵素を不活性化し，揉捻後微生物により発酵させて作る。中国ではプーアル茶，日本茶では碁石茶，阿波晩茶などがある。プーアル茶はカテキン類がほとんど分解または重合しているため，苦味，渋味はない。阿波晩茶は，色が緑茶の緑と違って黄色や黄金色を呈する。

（3）コーヒー・ココア類

1）コーヒー

アカネ科コフィア属の木になる完熟した赤い果実の種子の内果皮を除いたものを焙煎，粉砕したものがコーヒーである。原産地エジプトから広がり，今では世界約60か国で生産され，北緯25度から赤道を挟んで南緯25度のコーヒーベルトといわれる地域で栽培されている。

2）コーヒーの種類

流通しているコーヒーは，アラビカ種とロブスタ種の二つの品種に分けられる。世界のコーヒー豆生産の6割弱が**アラビカ種**である。アラビカ種は酸味が強く，花のような甘い香りがする。**ロブスタ種**は苦味が強く渋味があり，麦茶に似た香ばしい香りがある。

コーヒーは，生豆（なままめ・きまめ）を焙煎する過程で豆成分が熱分解して独特の味，色，香りを生じる。苦味はカフェインとクロロゲン酸とカフェ酸の加熱物からのクロロゲン酸ラクトン類およびビニルカテコール・オリゴマーで

ある。クロロゲン酸ラクトン類およびビニルカテコール・オリゴマーは生豆には検出されないもので焙煎によって生じる物質である。渋味はクロロゲン酸，酸味はクエン酸，酢酸，リンゴ酸による。

3）コーヒー豆の焙煎

生豆を火で煎ることにより，酸味や甘味，苦味が出るようになり，この焙煎がコーヒーの味の決め手ともなる。一般的には，浅煎りから深煎りまでを8段階に分けて表示する。焙煎の基本8段階は①ライトロースト（Light roast），②シナモンロースト（Cinnamon roast），③ミディアムロースト（Medium roast），④ハイロースト（High roast），⑤シティロースト（City roast），⑥フルシティロースト（Fullcity roast），⑦フレンチロースト（French roast），⑧イタリアンロースト（Italian roast）である。

焙煎時間は，ライトローストは焙煎時間が短く，イタリアンローストになっていくにつれて焙煎時間は長くなり，豆の色変化は，ライトローストは色が明るく，イタリアンローストになるにつれて黒に近づいていく。味の傾向は，ライトローストは酸味が強く，イタリアンローストになっていくにつれて苦味が強くなる。

4）カフェインレスコーヒー

脱カフェイン処理したコーヒーをカフェインレスコーヒーまたはデカフェと呼ぶ。製造過程でカフェイン以外の成分の損失が避けられず，味や香りの面で通常のコーヒーに劣る。ヨーロッパでは，デカフェには一定の規格が設けられており，カフェイン含量がコーヒー豆中の0.2%以下（インスタント・コーヒーでは0.3%以下）であるもの以外はデカフェという名称を使うことはできない。

脱カフェイン法は精製した生豆からカフェインを除く方法であり，水抽出と超臨界ガス抽出の2種類がある。以前一般的であった水抽出は風味も抜けてしまうが，炭酸ガスに高圧をかけて超臨界二酸化炭素抽出によりカフェインだけを効率的に抜く技術がヨーロッパで普及してきた。また，元からカフェインを含まないコーヒーノキの探索や育種が行われている。全日本コーヒー協会によると，カフェイン抜き豆の輸入量は，2000（平成12）年の1,258トンから10年後

の2020（令和2）年では2,506トンにまで急増している。

5）ココアの製法

　ココアの原料であるカカオ豆は，カカオノキの果実の種子である。カカオノキは，学名：*cacao*（英，仏，伊，西），*kakao*（独）といい，アオギリ科カカオノキ属に属する常緑樹である。カカオ豆を発酵，乾燥，粉砕・除皮したもの（カカオニブ）を，焙煎後に圧搾したもの（カカオマス）から脂肪分（ココアバター）の一部を取り除き，塊（ココアケーキ）を作り，これを再び今度は，細かく粉砕したものがココアパウダーである。そのうち，脂肪分が22%以上水分7%以下で，バニラ系の香料以外を含まないものを純ココアという。ココアにはポリフェノール，テオブロミン，食物繊維が多く含まれる。

（4）清涼飲料

　食品衛生法によれば清涼飲料とは，乳酸菌飲料，乳および乳製品を除くアルコール分1%未満の飲料である。炭酸飲料と非炭酸飲料に分けられる。非炭酸飲料には果実飲料，茶系飲料，ミネラルウォーター類，スポーツドリンクなどがある。

1）炭酸飲料

　JAS規格では「飲用適の水に二酸化炭素を圧入したもの」およびこれに「甘味料，酸味料，フレーバリング等を加えたもの」としている。フレーバリングとは炭酸飲料に香り，または味をつけるために使用するもので，①香料，②果汁または果実ピューレ，③植物の種実，根茎，木皮，葉，花等またはこれらの抽出物，④乳または乳製品の四つに分類されている。

　JAS規格において炭酸飲料は，フレーバリングを加えない炭酸水と，フレーバリングを加えたサイダー，ラムネ，フルーツソーダ，コーラ，ジンジャーエール，クリームソーダ等がある。食品表示法では，炭酸飲料とは飲用適の水に二酸化炭素を圧入したものと，それに甘味料，酸味料，フレーバリング等を加えたものの二つであり，原材料名に「炭酸」の表示が必要である。

2）果実飲料

果実飲料は，果実の搾汁またはピューレを原料として10％以上含有する飲料で，果汁10％未満のものは清涼飲料と表示される。JAS規格により，濃縮果汁，果実ジュース，果実ミックスジュース，顆粒入り果実ジュース，果実・野菜ミックスジュース，果汁入り飲料の六つに分類される。果実飲料等の表示に関する公正競争規約においては，商品名中に果実の名称を使用する飲料および色等によって果実の搾汁を使用すると印象付ける飲料であって，果汁の使用割合が10％未満のもの（果汁を含まないものを含む）をその他の飲料としている。この場合，果汁5％以上10％未満のものに「果汁10％未満」と表示し，5％未満のものには「果汁○○％」または「無果汁」と表示する。

3）ミネラルウォーター

ミネラルウォーターは，農林水産省の「ミネラルウォーター類の品質表示ガイドライン」に基づいて表9－7のように分類される。

表9-7　ミネラルウォーター類の分類

分類	品　名	源　水	処理方法
NW	NW	特定の水源から採水された地下水	沈殿，ろ過，加熱殺菌以外の物理的・化学的処理を行わないもの
	NMW	NWのうち，鉱化された地下水（地表から浸透し，地下を移動中または地下に滞留中に地層中の無機塩類が溶解した地下水，天然の二酸化炭素が溶解し，発泡性を有する地下水を含む）	
MW	MW	NMW	品質を安定させる目的等のために，ミネラルの調整，ばっ気，複数の水源から採水したNMWの混合等を行ったもの
BW	飲用水またはBW	NW，NMWおよびMW以外のもの	処理方法の限定はない

略号　NW：ナチュラルウォーター，NMW：ナチュラルミネラルウォーター，
　　　MW：ミネラルウォーター，BW：ボトルドウォーター
（農林水産省　ミネラルウォーター類の品質表示ガイドライン　1995）

4）スポーツドリンク

運動したときに発汗して失われる水分とナトリウムイオンやカリウムイオンなどの電解質を補うことを目的とした清涼飲料である。代表的なスポーツドリンクの成分，特徴を表9−8に示した。

表9-8　スポーツドリンクの成分および特徴

商品名	糖分 カロリー /100 mL	ナト リウム /100 mL	BCAA （分岐鎖ア ミノ酸）	ビタミン その他	特　徴
ポカリス エット	ブドウ糖果 糖液糖，砂 糖	49 mg	なし	ビタミンC	発汗により失われた水分，イオン（電解質）をスムーズに補給する健康飲料。
	25 kcal				塩分，糖分が多く，カロリーが高い。
アクエリ アス	はちみつ， 高果糖液糖	34 mg	バリン，ロ イシン，イ ソロイシン， アルギニン	クエン酸	最新のスポーツ科学に基づいて，汗と同じミネラル比率に調整した「水分補給飲料」。
	19 kcal				糖分量が多い。
ヴァーム ウォータ ー	なし	40 mg	アミノ酸各 種	カリウム， カルシウ ム，マグネ シウム	体脂肪の代謝を促進し，エネルギーの有効活用を助ける17種類のアミノ酸バランスを再現した「スズメバチアミノ酸混合物（V.A.A.M）」が配合されている機能性飲料。
	0 kcal				運動前の摂取向き。
アミノバ イタルボ ディリフ レッシュ	果糖	16 mg	バリン，ロ イシン，イ ソロイシン， アルギニン	カリウム， カルシウ ム，マグネ シウム	BCAA・アルギニンとクエン酸を配合したドリンク。アミノ酸・クエン酸と水分を手軽に補給でき，体をリフレッシュする。
	13 kcal				スポーツ中に糖質を吸収しにくい。
ゲータレ ード	果糖ブドウ 糖液糖，砂 糖，マルト デキストリ ン	48 mg	グルタミン 酸	ビタミン B_6，ビタミ ンB_{12}，ナイ アシン，カ リウム，鉄	スポーツ時に必要な「3つのチャージ」（水分チャージ・ミネラルチャージ・エネルギーチャージ）が素早く効率的に補給できるドリンク。
	26 kcal				カロリーが高い。

食品貯蔵・流通技術

　生鮮食品，加工食品のいずれもが流通・貯蔵中に品質変化を起こし，品質劣化して商品価値に影響する場合がある。生鮮青果物は，収穫後も生命活動を継続しており，呼吸を伴いながら成熟が進行し，食べ頃を過ぎて，やがて商品価値を失う。肉類や魚介類は自己消化によるたんぱく質や核酸などの分解に伴う食味の変化や微生物の増殖が起こる。加工食品は，微生物による腐敗，酵素反応による分解，脂質酸化や褐変反応などの化学反応により，品質が低下する。

　これらの品質変化は水分，温度，光，ガス環境などさまざまな要因の影響を受ける。また，輸送・搬送時における振動，衝撃，圧迫などによっても，生鮮食品は生理的および物理的な損傷を起こす。いろいろな要因により引き起こされる品質変化を制御して，できるだけ損耗を抑えて消費者に安全でおいしい食品を提供するための技術が食品貯蔵・流通技術である。

　具体的には，水分制御による品質保持を目的とした乾燥，濃縮，塩蔵，糖蔵などの技術，低温に保つことにより品質保持を図る冷蔵技術や冷凍技術，微生物の増殖や食品成分の酸化，生鮮青果物の成熟を制御するためのガス環境制御技術などがある。包装技術や殺菌・殺虫技術が品質保持や損耗防止に果たす役割は大きい。また，危害物質の検出技術や成分の分析技術の流通過程への導入は，食品の安全・安心の確保，嗜好性の優れた食品の提供において大いなる手助けとなる。本章では，これらの技術を網羅的に解説し，その概略を学ぶこととする。

1. 品質保持技術

食品の品質劣化は，微生物による腐敗や酵素反応などの生物的要因に起因するもの，食品成分に含まれる脂質の酸化やアミノカルボニル反応などの化学的要因に起因するもの，温度，光，輸送中の振動や衝撃などの物理的要因に起因するもの，に大別することができる。品質が劣化すると外観が悪くなり，栄養価が低下するのみならず有害成分の生成が起きることもある。そのために品質を保持することは，食品の貯蔵・流通上，非常に重要な問題である。

（1）水分の制御

水分を制御することは，微生物，酵母，カビ等による腐敗を抑制し，さまざまな酵素反応や非酵素的褐変反応を抑制するので，品質保持に不可欠である。

1）水分活性

食品中の水の存在形態は，大きく**結合水**と**自由水**に分類することができる。微生物や酵母は自由水を利用して増殖するので，食品の腐敗を防ぐには自由水を減少させ，結合水を増加させることが必要である。食品中に自由水がどの程度含まれるか，水の自由度を示す指標に**水分活性**（Water Activity：Aw）がある。水分活性は，食品中の全水分における自由水の割合と定義されており，以下の式で示され，食品の水分活性の値は，$0 \leqq Aw \leqq 1.0$ となる。

$$Aw = P / P_0 = RH / 100$$

  P：食品の水蒸気圧　　P_0：純水の水蒸気圧　　RH：相対湿度

食品の腐敗は水分活性が高いほど起こりやすい。それは微生物や酵母，カビなどの生物は一定の水分活性以上でないと生育することができないためである。生育に必要な水分活性は，一般的細菌は $Aw \geqq 0.90$，一般的酵母 $Aw \geqq 0.88$，一般的カビ $Aw \geqq 0.80$ であり，$Aw < 0.60$ では全ての微生物の生育が阻止される。

水分活性が0.65〜0.85の食品は**中間水分食品**と呼ばれる。中間水分食品は乾

燥食品のように復水する必要がなくそのまま食べることができ，長期間保存することができる食品である。ジャム類，マーマレード，乾燥果実，パルメザンチーズ，サラミソーセージなどや，干しガキ，ようかん，求肥，佃煮，塩辛などが中間水分食品である。これらの食品は保存性が良好であるが，アミノカルボニル反応による非酵素的褐変が起こりやすい。非酵素的褐変反応はアミノ基とカルボニル基を持つ多くの食品で起こる褐変反応であるが，水分活性が0.7〜0.8程度の時に最も反応しやすくなる。一方，水分活性は低ければ低いほど保存性が向上するわけではない。脂質は水分活性が0.3以下になると酸素や光によって酸化しやすくなるので注意が必要である。

2）等温吸湿曲線

ある乾燥した食品を復水させたとき，縦軸に一定温度での水分量を，横軸に水分活性を表した曲線を等温吸湿曲線（水分吸着等温線）という。この曲線は二つの屈曲点を持つ逆S字型曲線（シグモイドカーブ）を描き，食品中の水の存在状態を知る手段として用いられている。これらの曲線は成分組成が似ている食品では同じようなカーブを描く（図10−1）。

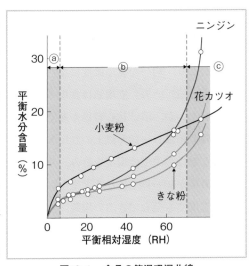

図10-1　食品の等温吸湿曲線

3）食品の保存

食品の保存性を向上させるには，水分活性を低下させることが重要である。水分活性を低下させるには，第一に食品を乾燥させ自由水の量を減らすことである。自由水は容易に乾燥によって減少するので，古くから食品の保存に乾燥が行われてきた。

食品の乾燥方法には，天日干しまたは風通しのよい涼しいところで乾燥させ

る**自然乾燥**（干し魚，干しシイタケ，カンピョウなど）と**人工乾燥**に分類される。人工乾燥には熱風乾燥（野菜，果実など），噴霧乾燥（粉乳，粉末コーヒーなど），ドラム乾燥（マッシュポテトなど），凍結乾燥（インスタント食品など）などがある。乾燥した食品を放置すると，徐々に吸湿し，硬化，潮解，変色などが生じ，風味が損なわれる。そのため食品を保存する際に乾燥剤を同封することが多い。食品に使用される乾燥剤は，シリカゲル，生石灰，塩化カルシウム加工品，シリカアルミナゲルの4種類が大部分を占める。

　他に水分活性を下げる方法として**塩蔵**（塩漬け）や**糖蔵**（砂糖漬け）がある。塩蔵や糖蔵は日本でも古くから腐敗しやすい食品の保存手段として用いられており，塩蔵には漬物や塩辛，サケ，タラ，魚卵の塩蔵品など，糖蔵にはジャムやようかんなどがある。塩蔵方法は食塩水に食品を漬ける立塩法と，食品に食塩を直接加える撒塩法がある。**撒塩法**は食塩と接触する部分の食塩濃度が高く脱水が起こり，均一な食塩濃度にならない，空気に触れた食品が酸化するなどの欠点がある。一方，**立塩法**は食塩水の濃度を調節でき，均一に味が染み込み酸化しにくいが，漬け込む容器や多くの食塩が必要となる欠点がある。塩蔵で一般の腐敗菌は5〜10％以上の食塩水で繁殖できないが，好塩菌や耐浸透圧性の酵母などは高濃度の環境を好み，発育することができる。一方糖蔵では，一般に糖濃度が50％以上になると微生物の生育を阻止できるが，一部のカビや酵母は高濃度でも発育できる。塩蔵，糖蔵で完全に腐敗を防ぐことはできないため，pHを下げ，低温でなるべく短期間の保存が必要である。塩蔵と糖蔵を比較すると，塩の添加の方がショ糖の添加より少ない量で水分活性が低くなる。

　また，食品を冷凍させることも水分活性を低下させる手段である。これは，自由水は0℃で凍結するが結合水は凍結しないためである。食品を冷凍すると保存性がよくなるのは，低温で微生物などの生育が抑制される以外に，水分活性が低いことも関係している。

（2）温度制御
　食品を冷却し低温にすると，微生物の増殖を抑制するばかりでなく，酵素に

よる自己消化，青果物の呼吸，油脂の酸敗，色素の変化などによる品質低下も防ぐことができる。また，冷却により表面の硬度が高くなり，衝撃や摩擦による品質低下も抑えることができる。

　冷蔵・冷凍庫は液体が気化する際の気化熱を利用した電気冷蔵庫が一般的であり，液体（冷媒）として以前はフロンガスが使用されていたが，オゾン層破壊の問題から使用禁止となった。現在では代替フロンの HFC（ハイドロフルオロカーボン）やノンフロン系の冷媒が使用されている。

1）冷却と低温技術

　冷蔵，チルド，氷温，パーシャルフリージング，冷凍など，温度と保存に関係する用語は多くあるが，利用する業種や分野によってそれらの温度が少しずつ異なる。例えば冷凍の保存基準を食品衛生法では微生物の増殖可能温度から－15℃以下と定めており，JAS法でも－15℃以下の保存と規定している。しかしJIS（日本産業規格）では冷凍は－18℃以下であり，日本冷凍食品協会でも冷凍食品は－18℃以下で保存と自主的基準を定めている。このように目的に応じて，また使用される業種や分野によって温度が異なることを理解しなければならない。低温貯蔵は大きく冷蔵と冷凍に分けることができる。

　① **冷　蔵**　　冷蔵とは主に0～10℃の温度で，食品を凍結させることなく貯蔵する方法である。冷蔵は常温に比較して，品質低下を抑制することができるが長期保存はできない。

　各メーカーが「野菜室」を設定している冷蔵庫が多い。野菜室はJISでは規格はなく，一般的に温度7～10℃，湿度85～95％程度に設定された室である。しかしメーカーの違い，同じメーカーでも小型冷蔵庫と大型では温度や湿度にかなりの違いがある。冷蔵庫の下に野菜室が設定される場合が多く，野菜の水分が逃げにくくなるようにフィルターを取り付け，多湿で温度が下がりすぎないように設定工夫されている。

　野菜や果実は収穫後も生存状態にあるため，温度制御は動物性食品の場合と異なる効果を持つ。収穫後の野菜や果実を冷却すると，呼吸量が低下し水分の蒸発や代謝が抑制され，鮮度保持効果を示し，さらに成長ホルモンのエチレン

の発生を抑え，熟成を止めるなどの働きがある。そのため野菜などの農作物は，出荷前に鮮度を保つために低温処理（冷却）することがある。これを**予冷**（プレクーリング）と呼ぶ。予冷により，収穫時の高い品温を素早く下げ呼吸による代謝を緩め，食品成分の消耗や老化の抑制，輸送中の品温上昇の抑制をして品質の低下を防ぐ。予冷には**通風式予冷**（冷気を予冷庫内や容器内に通し冷却させる方法），**真空式予冷**（周囲の気圧を下げ水分の蒸発を活発にし，蒸発による気化熱を奪うことにより冷却する方法），**冷水式予冷**（冷水を散水または冷水に浸漬して冷却する方法）があり，青果物に適した方式が選ばれる。予冷の温度は生産物ごとに適正保存温度，所要時間，輸送方式，輸送距離などにより決定される。

　JIS（JIS C9801）では冷蔵室に「特定低温室」と呼ばれる魚や肉などの特定の食品を低温（＋2℃以下）で貯蔵する目的に規定された室と，「チラー室」と呼ばれる腐敗しやすい食品の貯蔵を特に意図した室（－3〜＋3℃）を定めている。これらは冷凍と冷蔵の中間に位置する温度帯の一部で，各冷蔵庫メーカーが従来からの冷凍室，冷蔵室，野菜室に分類されない温度に設定したチルド，パーシャルフリージング，氷温などの新温度帯室を設置している。これらの温度は腐敗による品質低下を遅らせ保存期間が延長できる，食品を冷凍しないので解凍時の品質低下を防ぐことができる，熟成，発酵などが進行しうま味，風味が高まる，などの新温度帯利用技術が活用されている。

　a．チルド：チルド温度帯とは農林水産省の報告書において「食品の氷結点以上で，微生物の活動がほぼ停止する温度：－5〜＋5℃の温度帯」とあるが，一般的に0℃付近で保管する方法をチルドと呼ぶ。チルドはヨーグルトや生クリームなどの乳製品やコンニャクなどの練り製品といった，凍らせたくない食品に活用できる。

　b．氷　温：氷温とは0℃から食品が凍る直前までの温度帯を呼ぶ。この温度は食品によって異なり，野菜類では－1℃程度，肉魚は－2〜－3℃であり，一般には－1℃程度で保管する方法を示す。氷温で保存すると食品は凍ることなく保存期間を延長でき，氷温発酵や氷温熟成によるうま味や食感の向上に活用できる。ナシ，カキ，ブドウなどの農産物の氷温貯蔵，パン，納豆，漬物な

どは氷温発酵が行われている。

　ｃ．パーシャルフリージング：食品を－３℃程度の冷凍状態で貯蔵する方法
で，半凍結あるいは微凍結状態での貯蔵法をいう。生鮮魚肉では細胞外液が凍
る程度なので解凍せずに包丁で切断できる。肉，魚，ハムなどの加工食品，漬
物，冷凍すると具の水分が逃げるカレーやシチューなどに適する。シラス干し
やウニなどの加工食品に優れた効果を示すことが知られている。しかしパーシ
ャルフリージングは氷結晶ができやすい温度帯であるため，組織破壊やたんぱ
く質の変性が生じやすく，マグロでは肉色変化，生すり身ではかまぼこ形成能
が低下する報告もある。

　②　**冷　凍**　　一般的に冷凍は－18℃以下に貯蔵する方法である。食品が凍
結する温度を**凍結点**といい，純水の凍結点は０℃であるが，食品中の水はたん
ぱく質，炭水化物などが溶解しているために凍結点が下がり，一般的に－３～
－５℃程度で凍結する。図10－２に，食品の凍結温度曲線を示した。この中で
特に－１～－５℃の温度帯は**最大氷結晶生成帯**と呼ぶ。食品を緩慢に凍結させ

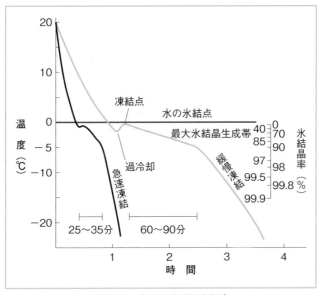

図10-2　食品の凍結温度曲線

るとこの温度帯通過に長時間を要し，氷の結晶は成長して大きくなる。大きい氷結晶は食品組織の細胞膜を損傷させ，解凍時のドリップが多くなり，たんぱく質も変性し，品質低下の原因となる。したがって，食品を冷凍させるときは，最大氷結晶生成帯を短時間で通過させ，微細な氷結晶を形成させることが重要である。

　a．食品の凍結法：食品の凍結法には，①冷却した空気を送風し食品を凍結する**空気凍結法**，②冷却した不凍液に食品を漬け込んで凍結する**液体凍結法**，③液化窒素や液化炭酸を食品に噴霧して凍結する**液化ガス凍結法**，④冷却した板に食品を接触させて凍結する**接触式凍結法**などがある。冷凍技術の進歩により食品の急速冷凍が可能となり，最大氷結晶生成帯を速やかに通過させ，みずみずしさや食感を保持し，解凍させると冷凍前と変わらない状態に戻すことができるようになってきた。

　b．食品の解凍法：食品の解凍方法には室温，冷蔵庫内，流水中，氷水中やアルミニウムなどの熱伝導率の高い素材でできた解凍プレートの上に乗せる**自然解凍**や，電子レンジの解凍機能や冷凍品をそのまま加熱するなどの**加熱解凍**がある。食品の自然解凍は温度が高いと微生物の繁殖が起こるので，5℃以下で使用直前に行うことが重要である。また高い温度で急速解凍するとドリップ量が多くなり味や食感が落ちるので，食材や目的に応じた解凍方法を選択することが望ましい。

　③　コールドチェーン　　生鮮食品を，生産から輸送，消費の過程で途切れることなく低温に保つ物流方式を**コールドチェーン**（cold chain）と呼び，低温流通体系ともいう。生鮮食品を収穫後，産地において直ちに低温冷却して出荷し，輸送経路も低温で管理し，低温で貯蔵・仕分けを行い，品質の低下を最小限に防ぐシステムである。例えばマグロなどは収穫後船内で急速冷凍され，凍結状態のまま市場に運ばれ市場で競りにかけられ小売店に運ばれている。今日，マグロの刺身や多くの種類のすしをおいしく食べることができるのは，冷凍技術の進歩とコールドチェーンの恩恵である。

2）低温による品質変化

　低温保存は微生物の活動を抑制し，酵素反応や食品中の化学反応を緩慢にす

るので，貯蔵期間を延長することができる利点がある。しかし冷蔵庫内は一般的に湿度20〜30％，冷凍庫は20％以下と低いため，食品を保存すると乾燥する。食品の表面が乾燥すると脂質の酸化が起こりやすくなり，冷凍品では脂質の酸化以外にたんぱく質の変性，変色などの冷凍焼けが起こり，見た目も風味も悪くなる。冷凍焼けを防ぐには食品をラップや袋に入れ空気との接触を少なくする，急速冷凍する，冷凍庫内の温度を上昇させないために熱いものや一度に大量のものを入れない，長期保存しない等が重要である。特に野菜類では凍結前にブランチングと呼ばれる加熱を行い，酵素を失活させることで変色，ビタミンの減少など品質低下を防いでいる。また魚では食品に水を噴霧する，冷凍した食品を冷水に潜らせる等を施し，食品の表面に薄い氷の皮膜を作るグレーズ処理を行う。脂質の多い魚肉は脂質の酸化に気をつけなければならない。

　一方，デンプンの老化は0〜5℃付近の低温で速やかに起こる。冷蔵庫にご飯やパンを保管するとかたくパサパサになるのはこのためである。ご飯やパンは急速冷凍して保存すると，解凍するだけで食べることができる。

　青果物の中には冷蔵すると低温障害を起こすものがある（表10－1）。ナス，オクラ，ピーマン，サツマイモなどの野菜や，バナナ，マンゴー，パパイアなどの果実は冷蔵保存すると表面に褐変，窪み，斑点，軟化などの障害を発生する。低温障害を起こしやすい野菜は長期の低温保存をしない，食べる直前に冷やす，紙に包み保存する等の適切な方法が必要となる。

（3）環境の制御

　温度や湿度以外に，他の物理的な環境要因も食品の品質低下の原因となる。

1）物理的環境要因と変質（光，振動，衝撃，異臭）

　光による影響は，直射日光や紫外線以外に蛍光灯などの可視光線も油脂の酸化，クロロフィル色素，カロテノイド色素の退色，リボフラビンなどのビタミンの分解を引き起こす。特に光がクロロフィルやリボフラビンなどの光増感物質の存在下で照射されると，光増感酸化反応を引き起こすので注意が必要である。光を遮断するには食品を冷蔵庫のような冷暗所に保存する，遮光機能のあ

表10-1 青果物の低温障害

種　類	温度（℃）	症　状
インゲンマメ	8～10	水浸状ピッティング
オクラ	7.2	水浸状斑点，腐敗
カボチャ	7～10	内部褐変，腐敗
キュウリ	7.2	ピッティング，水浸状軟化
サツマイモ	10	内部褐変，腐敗
トマト（熟果）	7.2～10	水浸状軟化，腐敗
トマト（未熟果）	12～13.5	追熟不良，腐敗
ナス	7.2	ピッティング，やけ
ピーマン	7.2	ピッティング，萼と種子褐変
アボカド	5～11	追熟不良，果肉の変色
ウメ	5～6	ピッティング，褐変
オリーブ	7.2	内部褐変
オレンジ	2～7	ピッティング，褐変
グレープフルーツ	8～10	ピッティング
スイカ	4.4	内部褐変，オフフレーバー
ハッサク	4～6	こはん症
ナツミカン	3～7	こはん症，褐変
バナナ	12～14.5	果皮褐変，追熟不良
パインアップル	4.5～7.2	果芯部黒変，追熟不良
パパイア（熟果）	7.5～8.5	ピッティング，オフフレーバー
パパイア（未熟果）	10	ピッティング，追熟不良
マンゴー	7～11	追熟不良
メロン（カンタロープ）	2.5～4.5	ピッティング，果表面の腐敗
メロン（ハニデュー）	7.2～10	ピッティング，追熟不良
リンゴ（一部の品種）	2.2～3.3	内部褐変，やけ

（邨田卓夫　コールドチェーン研究　6　42-51　1980を一部改変）

る包装材（アルミ，遮光フィルム，缶詰など）を利用することが有効である。

　輸送時や落下時の振動や衝撃，保管時の積み重ねによる圧縮なども，食品の品質低下の一因となる。青果物では振動・衝撃により呼吸量，蒸散量の増加，追熟促進などが起こる。包装が不十分な時は包装材料自体が破損したり，包装材と食材の接触による擦れ，折れ，打撲，裂けなどが起こる。

　プラスチック包材は広く用いられており，食品の包装には欠かせないものである。しかし，外部由来の異臭成分がプラスチックフィルムに吸着・移香し，

元の食品の品質劣化を引き起こす事件（カップめんやミネラルウォーターなど）が多発している。異臭には臭い成分の移行・溶け込み（吸着現象）以外に，酸素・光の透過による油脂の酸化変敗による異臭の発生などもある。

2）ガス環境と品質変化の概要

青果物が流通，貯蔵，販売に供される間，青果物は根や葉からの無機成分や光の吸収はなくなるが，蓄えられた炭水化物，脂質，有機酸などの栄養成分を消費し，水分を蒸散しながら生命活動を継続している。一方で鮮度低下により変色や萎凋（いちょう）などの外観の劣化や栄養成分の減少などが同時に起こっている。したがって，呼吸などの生命活動を調節するガス環境は，青果物の品質に非常に密接に関わってくる。

ガス環境が特に影響する青果物は，収穫後も生命活動を営み，酸素（O_2）を吸収して二酸化炭素（CO_2）を排出し，呼吸を続け ATP を生成している。このとき O_2 が不足すると発酵が起こりアセトアルデヒドなどの異臭が生成され，商品価値の低下となる。そのため青果物の包装は，低 O_2 高 CO_2 を保つ通気性が要求される。通気性は蒸散により排出された水蒸気も逃すことができ，水蒸気は溜まると微生物による腐敗の原因にもなる。

さらに植物ホルモンの一種のエチレンガスは，果実の追熟や鮮度低下にも大きな影響を及ぼし，呼吸作用の促進，果実の成熟促進，葉緑素の分解促進，老化促進などの作用を持つことが知られている。リンゴ，バナナ，トマトなどの果実・野菜は，収穫後の追熟過程でエチレン生成速度が先行して上昇し，それに刺激されるかたちで遅れて呼吸が促進される現象（**クライマクテリックライズ**）がみられる。これらの果実は追熟によって糖度の上昇や果肉の軟化などの食味の向上が起こるので，エチレンガスの制御は重要となる。クライマクテリック型の果実・野菜にはアンズ，セイヨウナシ，モモ，メロン，リンゴ，バナナ，アボカド，パパイア，マンゴー，トマトなどがあり，非クライマクテリック型（ノンクライマクテリック型）果実はイチゴ，イチジク，サクランボ，スイカ，ブドウ，ミカンなどである。

3）ガス置換包装（CA貯蔵，MA包装）

貯蔵する青果物の周囲ガス組成を，大気（酸素（O_2）：21％，窒素（N_2）：78％，アルゴン（Ar）：1％，二酸化炭素（CO_2）：0.03％）と異なる条件の低O_2・高CO_2に強制的に変えることによって，貯蔵性を高める貯蔵技術を**CA貯蔵**（controlled atmosphere）と呼ぶ。CA貯蔵は次に記述するMA（modified atmosphere）包装に類似しているがMA包装より長い歴史があり，1930年代頃から低温とCA貯蔵を組み合わせてリンゴで実用化されてきた。

一方，**MA包装**（modified atmosphere packaging）は，包装材を工夫して包装内を被包装食品の品質保持に適したガス組成に制御する包装方法で，生鮮食品の品質保持に適したガス組成を包装内で作り出し，品質を保持することを目的としている。MA包装はプラスチックフィルムが普及するとともに広く利用されるようになった技術であり，MA包装はさらに**パッシブ法**（passive method）と**アクティブ法**（active method）に大別される。パッシブ法は包装時に強制的なガス組成を行わず，呼吸による酸素濃度の低下と二酸化炭素濃度の上昇を待つ方法で，効果の発揮までに時間が要するため，その間の品質低下が問題となる。日本のMA包装の多くがこの形式である。一方アクティブ法は包装時に減圧またはガス充填を行う方法で，包装直後からMA包装の効果が得られる。

4）品質保持剤

食品を保存するために昔から乾燥や塩・砂糖の添加などが行われてきた。しかし近年は素材そのものの味が重視されるようになり，また健康志向から低糖・低塩が好まれるようになった。そのため現在は，昔ながらの伝統的な保存方法から新しい保存方法へとシフトされつつある。この新しい保存方法の一つに品質保持剤の使用がある。

脱酸素剤は，食品包装内を無酸素状態にし，酸化による変敗の防止や防黴，防虫効果が得られる。しかし，細菌や酵母による腐敗防止までは期待できない。脱酸素剤を封入した時に，食品包装内部が確かに無酸素であるかどうかの検知が一目でわかる酸素検知剤もあり，脱酸素剤と一緒に使うと効果的である。

エタノール蒸散剤は，エチルアルコールが微生物の増殖を抑制し殺菌作用を

持つことを利用したもので，包装内部にエタノールガスを徐々に蒸散させ，食品にカビが生えるのを防ぐとともに，アルコールがデンプンの老化を遅らせる作用を利用して食品をソフトに保つ方法である。

他にエチレン除去材の使用，揮発性ワサビオイルをフィルムや紙に吸着させカビや細菌の繁殖を防止する方法などもあるが，ワサビ特有の香気があるために用途は限定される。

5）品質保持と包装

水分，温度，環境の制御が食品の品質保持に大きく関わることは述べられてきたが，包装はこれらのいずれの制御にも一役を担っている。食品の包装は，流通中の衛生上の保全はもちろんのこと，微生物などによる腐敗・変敗を防ぐ，落下などによる物理的損傷を防ぐ，蒸散作用による萎れ・乾燥・目減りを防ぐ，酸化や色素の変色を防ぐなどの他，透明性のよいフィルムで中身をきれいに見せるなどの働きを持つ。青果物では防曇性，通気性などが要求されるが，加工食品ではガス・水蒸気バリア性，遮光性，耐熱性などの機能が要求される。食品包装材料のさまざまな機能の中でも，ガスバリア性，水蒸気バリア性は食品の品質保持に最も影響を与える一番重要な性質といわれている。

（4）食品包装

食品包装の目的は，食品の変敗防止と品質保持，微生物やゴミなどの付着防止が主たるものである。しかし生産者や輸送・流通の視点から見ると，他にも重要な役割を果たしている。例えば飲料などの液体は缶に詰められてこそ，容器が運搬容器の役割を果たし，ベルトコンベアーで高速に運搬され箱詰が可能となる。また牛肉がチルドビーフのように生産地で骨などが除去され包装されることで，保存性が向上し，取り扱いが楽になり輸送コストが低減し，遠距離輸送が可能となる。このように包装の目的には食品生産の合理化と省力化，流通・輸送の計画化や合理化もある。また販売者の視点では，人目につく形態やデザインなどの商品価値の向上もある。一方消費者にとっては，保存性，安全性はもちろんであるが，包装にイージーオープン性，食器兼用性，オーブンで

も調理できる調理適正などの性質も期待するだろう。

このように食品を包装することは，生産者，流通・販売者，消費者いずれにとっても利点が大きいことである。しかし最近では，食品包装材料の廃棄やリサイクルの問題が新たな問題となっている。

1）包装技術の発展

人類は古くから抗菌作用や調湿作用のある木の葉や皮，藁などを包装材料として利用してきた。19世紀になって加圧加熱殺菌技術が開発されると，長期保存が可能なガラス瓶や缶詰が利用されるようになり，20世紀に入るとプラスチック容器，フィルムが食品包装に用いられるようになった。プラスチックフィルムは，透明で比較的安価であり，軽くて割れにくい，成形しやすいなどの利点から急速に広まった。しかし，プラスチック容器はガラス瓶や金属缶と比較して，ガス，水蒸気バリア性に劣る欠点がある。そのためプラスチックフィルムにバリア性が付与される技術研究が盛んに行われている。

2）個装，内装，外装

食品の個々の包装を**個装**といい，商品価値を高め，食品を保護するために適切な材料容器を食品に施したものである。**内装**は，食品を水や湿気，光，熱，衝撃などから守るために適切な材料容器を施したもの，**外装**は内装を箱，袋，樽，缶などの容器に入れ，または無容器のまま結索し記号，荷印などを施したものである。例えばキャラメルを例にとると，キャラメル1個ずつがグラシン紙で個装されている。これが10個単位で紙箱に内装されている。このキャラメル一箱は，紙で作られた内箱に10〜20個入れられるが，この内箱も内装に分類される。これらの内箱が数個段ボールに入れて梱包され流通されるが，この段ボールが外装である。

3）食品包装材料の種類

食品包装材料を分類すると金属製容器，ガラス製容器，プラスチック包装材料と容器，木製容器，紙・板紙製容器などがある。表10-2に食品包装材料の種類とその材料，包装例を示した。

① **金属製容器**　　金属製容器は酸素や水蒸気を通さず，耐熱性もあり，食

表10-2　食品包装材料の種類

包装材料の種類	材料	例
金属製容器	ブリキ	魚肉，畜肉，惣菜缶詰
	ティンフリースチール（錫無し鋼板）	調理缶詰，ビール，炭酸飲料
	アルミ	ビール，清涼飲料
	アルミ箔	ケーキ，冷凍食品，レトルト食品
ガラス製容器	ガラス	食料，調味料，酒，清涼飲料
プラスチック包装材料と容器	ポリエチレン（PE）	フィルム，ボトル，チューブ，キャップ，ポリ袋，冷凍食品包装
	ポリプロピレン（PP）	フィルム，パン，菓子，めん類，加工食品の包装，ボトル，カップ，トレイ等成形容器
	ポリスチレン（PS）	フィルム，トレー，乳酸菌飲料，発酵乳，デザート容器
	ポリ塩化ビニル（PVC）	魚や野菜のストレッチ包装，業務用ラップ，ボトル，カップ，トレイ等成形容器
	ポリ塩化ビニリデン（PVDC）	魚肉・畜肉ハムソーセージの包装，家庭用ラップ
	ポリエステル（PET）	レトルト食品，コーヒー，スナック菓子，ラーメン，冷凍食品の包装材，飲料容器
	ナイロン（NyまたはPA）	レトルト食品，冷凍食品，液体スープの包装材
木製容器		木箱，木樽，折り箱
紙・板紙製容器	クラフト紙	小麦粉，米穀，砂糖
	加工紙	バター，マーガリン，冷凍食品，パン
	段ボール厚紙	段ボール箱，内装，外装の包装材料
	紙器	牛乳，乳飲料容器，紙コップ，組み立て箱

品の保存や液体の保存には最も適している。ブリキは鋼板に錫メッキをしたもので，厚みが薄くても加圧殺菌時の強度が強い。ティンフリースチール（TFS）は錫を使わないのでブリキより価格が安く，232℃以上で高温短時間焼き付けができる。アルミは軽量で再生利用されるが，塩素イオンで腐食するので食塩が多く含まれるトマトジュースや野菜ジュースに利用できない。缶詰は，主たる食品の長期保存用の容器であり，水分の多い食品を詰めて密封し，加熱殺菌したものである。未殺菌の場合は缶詰表示ではなく缶入り表示となる。

②　**ガラス製容器**　ガラス製容器はケイ砂（SiO_2），ソーダ灰（Na_2CO_3），石灰石（$CaCO_3$）などを合せて溶解し，食品の種類に応じたさまざまな形状に成形

したものである。水蒸気・ガスバリア性，化学安定性，透明性，リサイクル性，デザイン性に優れるが，重く，急激な温度変化や衝撃に弱い，密封や殺菌がしにくいなどの欠点がある。最近では軽量ガラス瓶，軽量・強化瓶，プラスチック強化瓶なども開発されている。瓶詰は主に調理済で保存性のある食品や乾燥食品，または保存性を高めるために密封して低温殺菌したものである。

③ **プラスチック包装材料と容器**　プラスチックフィルムやプラスチック容器は，軽量で，耐衝撃性，耐薬品性，加工性，経済性，デザイン性などに優れ，包装材料としてその使用量は年々増加している。プラスチックフィルムはポリエチレン，ポリプロピレン，塩化ビニルなどのように単体で使われるものもあるが，大部分はラミネート材に用い，複合（多層）フィルムとして用いている。食品によって防曇性，通気性，水蒸気バリア性，ガスバリア性，遮光性，耐熱性，印刷適正などのさまざまな機能が要求されるので，目的に応じた機能性フィルムが多数開発されている。

プラスチック容器では，トレーやカップなどの成形品，飲料や調味料などのポリエステル（PET）ボトル，ケチャップやマヨネーズなどの多層ボトルなどがある。最近では無公害トレーや耐熱性容器も開発されている。

a．レトルトパウチ：レトルトパウチ食品とは，消費者庁のレトルトパウチ食品品質表示基準で「プラスチックフィルム若しくは金属はく又はこれらを多層に合わせたものを袋状その他の形状に成形した容器（気密性及び遮光性を有するものに限る。）に調製した食品を詰め，熱溶融により密封し，加圧加熱殺菌したものをいう」と定められている。このレトルトパウチ食品を封入している袋をレトルトパウチと呼び，袋の材質は一般的には食品と接する側がポリプロピレン，外側はポリエステルなどの合成樹脂やアルミ箔をラミネート加工したフィルムである。レトルトパウチ食品は，空気や光を遮断した袋を使用した場合のみ表示できるので，遮光性のない製品の場合は加圧加熱食品表示となる。

レトルトパウチ食品はもともとは軽量化，空き缶処理の問題を解決するために米軍の携帯食として開発されたもので，宇宙食に用いられ注目されるようになった。日本では1960年代後半にレトルトカレーでインスタント食品として有

名になった。現在では，カレー，パスタソース，麻婆料理の素，混ぜご飯の素，スープ，ハンバーグ，ミートボール，ぜんざいなど多くの食品に使用されている。加熱不快臭であるレトルト臭が発生することがあるため，味付け等に工夫がされている。

（5）輸送技術

1）食品輸送の概要

食品を輸送する際，さまざまな外力が加わることで，品質低下が起こる。例えば輸送手段ではトラック，貨車，コンテナ船，飛行機のいずれか，輸送距離やハンドリング回数など，保管面では保存期間や倉庫の条件（温湿度，立地条件等），積み上げ段数による圧縮の有無等，流通面では外装，内装いずれの単位か，持ち帰り安定性はどうか等のさまざまな要因がある。これらの要因に対し，食品輸送では低コストで保護機能を重視した工夫が数多くなされている。

輸送面では，例えばトラック輸送の場合，車速や加速度を管理し積荷への負荷を低減する運行，クッション性の高い包装，車両をエアサスペンション（空気によって路面の凹凸を車体に伝えない緩衝装置）へのトラックへの切り替えなどを行い荷台振動の大幅低減がなされている。

梱包，包装材料の工夫も大きい。青果物の鮮度保持には蒸散抑制やMA包装を目的にしたプラスチックフィルム袋を用いた包装がよく用いられている。予冷された青果物は発泡スチロールの容器が使用されることが多いが，機能性を有する段ボールの使用も多くなっている。これには防湿段ボール，耐水・はっ水段ボール，保冷段ボール，鮮度保持段ボールなどがある。防湿段ボールは，壁面に樹脂系コーティング材を塗工し水蒸気の透過量を制限したもので，包装する青果物の水分蒸散量に応じて水蒸気の透過量を選択できる。ナスを包装した場合，25℃湿度70％下で3日間保管した場合の重量減少率は一般段ボールの1/3以下に抑制され，萎れやツヤの消失が抑制された報告がある。また食品に合わせたカラー化も可能なものが多い。耐水・はっ水段ボールは，耐水性を有する段ボール原紙やワックスをコーティングしたもので，青果物，水産物，乳

製品に使用されている。保冷段ボールはアルミ蒸着フィルムをラミネートまたはアルミペーストをコーティングすることで外部からの伝熱量を抑制し，断熱性をもつことから青果物や保冷が必要な加工食品に使用されている。鮮度保持段ボールは鮮度劣化を抑制するために防湿剤をコーティングして防湿性を高め，鮮度保持効果のある薬剤をコーティングまたは鮮度保持剤と併用して使用するものである。段ボールは環境への配慮からも使用が増え，緩衝材としての利用も多い。

温湿度をコントロールして品質低下を防ぐために冷蔵・冷凍機能を有する船舶，トラック，倉庫などの普及が著しい。これらの発達によりコールドチェーンが可能となり今日の豊かな食生活がある。

2）輸送・流通に関係する表示

輸送中の適正な取り扱い指示を伝達するために箱にマークを表示すると，輸送中の注意喚起となる。図10-3にJISの荷扱い指示マークの例を示した。

なお，製造から販売までの流通行程を一貫して一定の温度を保って流通させるものに，定温管理流通JASが制度化されていたが，規格制定後約10年間実績がなかったため，2019（平成31）年3月廃止された。

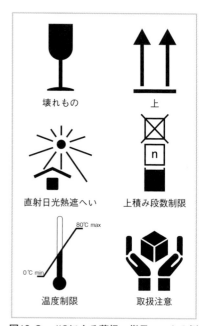

図10-3　JISによる荷扱い指示マークの例

壊れもの　　上　　直射日光熱遮へい　　上積み段数制限　　温度制限　　取扱注意

2. 検 査 技 術

(1) 異 物 検 査

1) 異物の定義と混入防止

食品は微生物，寄生虫，昆虫，化学物質，毛髪，木片，金属，石，砂などあらゆる物質による汚染・混入の可能性がある。このうち，微生物や化学物質は健康被害をもたらし食品衛生上問題となり，検出，検査方法が確立されている。一方，昆虫，毛髪，木片，金属，石，砂などは，ほとんどの場合，重大な食品衛生上の問題とはならないが，クレームの対象となり，商品価値を著しく低下させる。このようなものが異物である。

このような異物には，植物性のものとして種子，種皮，糸くず，わらくず，木片，葉，紙，布などがあり，動物性のものとして昆虫，昆虫卵，人毛，畜毛，羽毛，骨片，排泄物，貝殻などがある。それ以外に金属類，石，砂，陶磁器，ガラス，プラスチックなどがある。これらの異物は，原料に混入していることがあり，原料の検査が重要である。また，製造工程では，製造装置の破損による金属片，部品の一部などが混入する可能性があり，装置の点検，メンテナンスが異物混入防止に大きな役割を果たす。包装容器の一部が混入することもある。流通過程で昆虫などが包装食品の中に侵入することがあり，昆虫が侵入しない包装資材の選択と構造設計が必要である。異物は目視や異物検査機で検出して除去されるが，風力や振動コンベアなどを用いて重量や比重の違いを利用して除去されるものもある。

2) 異物検査機

最も単純な異物検査は目視であるが，作業効率の向上と省労力のために**異物検査機**が使われている。簡単に検出できるのが金属であり，**エックス線**の物質透視能力を利用した異物検査システムが金属検出器として利用されている。エックス線は，可視光線や電波に比べてはるかに波長が短いために透過力があり，かつ透過力をエックス線の波長（エネルギー）で制御できるため，いろいろ

な異物の検出に利用できる。エックス線は密度の低い物質はよく透過し，密度の高い物質はあまり透過しないので，適切なエネルギーのエックス線を選択することにより，密度の高い金属，それよりは密度が低いガラス，密度の低い木片などを識別して検知することが可能となる。

　従来はエックス線の透視映像のモニターを見て人が判断するものであり，必ずしも効率がよくはなかったが，画像解析技術の進歩により格段に効率が上昇している。デジタル画像処理によって，従来は困難であった厚さや密度が変化している食品でも，異物検出を行うことが可能になっている。さらに異物が混入している食品の位置を正確に知ることができるため，異物の自動除去装置に組み込んで異物が混入した食品を確実に捕捉できるようになった。そのため，連続してライン上を移動する食品をピンポイントでの除去が可能となっている。同時に，食品の欠損および包装中の欠品も検出することができる。

　食品加工工場やセントラルキッチンでは，原材料の搬入，最終製品の搬出の際に，金属検査をして事故を防ぐ努力をしている。

（2）非破壊品質評価法

1）非破壊評価技術の特徴

　非破壊評価技術は，「対象物に何らかのエネルギーを与えるとき，その入力エネルギーと，対象物によって影響を受けた出力エネルギーとの関係を調べることによって，対象物の品質に係わる特性を非破壊的に得ようとする技術（手法）である」[1]と定義されている。わかりやすくいうと，非破壊評価技術は，食品を細断，粉砕などの破壊をして化学分析することなく，そのままの状態で物理的な刺激を与えたときの応答を測定することにより，食品の品質に係る情報を得る技術である。非破壊評価技術は，化学分析と比較して，①化学薬品をほとんど必要としないので健康や環境に対する負荷がほとんどない，②試料の調整が簡単である，③分析に要する時間が短時間である，④同時に複数の品質情報を得ることができる，⑤非破壊分析装置を機械に組み込むことにより選別や工程管理を連続的に行うことができるといった利点がある。

非破壊評価技術の目的は，危害の検出，鮮度・等級の評価，内部品質（色彩，成分，障害，硬度）および外部品質（形状，色彩，傷）の評価など多岐にわたる。特に，青果物の品質基準には，①外観（形状，色，つや，傷や病気の有無，大きさ等），②内部品質（味，熟度，障害，栄養価，機能性等），③触感（重さ，食感，硬さ等），④安全性（農薬，微生物等），⑤鮮度などがあり，これら品質の客観的評価技術，特に非破壊評価技術が重要である。非破壊評価装置は青果物の等級選別機などに組み込まれており，リンゴやミカンなどの糖度やスイカの空洞などの内部欠陥により仕分けられている。非破壊評価技術を取り入れた高性能な選別機が開発され，最初は大型の共同選別包装施設で利用されていたが，最近では個別の農家での選別作業にも普及している。

2）非破壊評価技術の種類

　非破壊評価技術法は，食品に入力する物理的刺激により，光学的方法，放射線的方法，力学的方法などに分類される。

　①　**光学的方法**　　光学的方法は，青果物に光を照射し，青果物からの反射光や透過光を計測して，内部品質を評価する技術である。対象物の品質の違いなどにより透過光や反射光に差が生じるため，その反射光や透過光のスペクトルなどを利用して品質評価を行うものである。このような光学的特性を利用した品質評価技術において，利用される光は，波長域が380〜780 nmの**可視光線**，波長域が780〜2,500 nmの**近赤外線**，波長域が2,500〜10,000 nmの**赤外線**，波長域が10〜380 nmの**紫外線**に分類される。

　可視光線はいろいろな利用法がある。可視光線を食品に照射した時の透過光を測定する方法，反射光を測定する方法，遅延発光を測定する方法がある。青果物の色彩や傷，米粒の色彩，形状，傷，リンゴの蜜，渋柿などの検出に利用される。カキの渋判定の原理は，カキの渋味成分であるタンニンが不溶化して褐変すると，光が透過し難くなることを利用している。

　紫外線照射により生じた蛍光を測定する方法は，ナッツのアフラトキシン汚染などの検出に利用される。

　赤外線を利用した方法により，残留農薬の測定，果汁の成分分析，果実の外

傷の検出，受精卵の識別などが可能である。

　近赤外線を利用した非破壊評価技術は化学分析に代わる技術として広く利用されている。波長が780～2,500 nmの範囲の近赤外光を青果物などに照射すると，水素原子が関与するO-H，N-H，C-Hの官能基による吸収が生じる。近赤外光による品質評価は，この吸収スペクトルに基づいて水分，たんぱく質，脂質，糖度，酸度などを評価する技術であり，化学的な成分だけでなく食味，熟度なども評価できる（表10-3）。近赤外光を利用した非破壊評価技術は，小麦や大豆などのたんぱく質や脂質の成分計測に始まり，ジャガイモ，モモ，ナシ，温州ミカン，トマトなどの青果物へと対象が広がり，さらに牛肉や豚肉の脂肪組成，サーモンの脂肪分布など，畜産物や水産物にも適用が進められている。近赤外評価技術を組み込んだ糖度などに基づいて選別する選別機を「光センサ選果機」と称し，モモ，ミカン，リンゴ，ナシ，トマト，メロン，スイカなどの選果場で利用されている。

　② **放射線的方法**　　エックス線の物質に対する透過率の違いを利用して，主に青果物，加工食品の内部状態（空洞，欠陥など）の検出が行われている。また，容器内に製品が規定量入っていることの確認にも利用されている。

　③ **力学的方法**　　超音波，打音などを用いて，果実の硬度，空洞，テクスチャー，熟度などを評価することができる。また，超音波を利用して肉用牛の皮下脂肪や筋肉脂肪の状態の評価もできる。

表10-3　近赤外光による食品分野における分析項目

	分 析 項 目
栄養成分	水分，たんぱく，脂質，炭水化物（デンプン，糖，Brix），たんぱく質（全窒素），食物繊維，アミノ酸，アルコール，塩分，灰分，酸度
品質評価指標	ヨウ素価，OH価，米食味値，熟度，鮮度，カロリー，固形分，日本酒度
その他	硬度，粘度，平均粒度分布，混合率，加工特性，一般生菌数

（池羽田晶文　近赤外分光法による食品分析の進展と課題　食品と開発　50巻　8号　p.1）

3. 汚染防止技術

（1）微生物による食品汚染の防止

　食品を製造する際には，微生物による悪影響が出ないようにするため，さまざまな対策がとられる。微生物は環境（土壌中，水中，空気中）の至るところに生息するため，食品加工の現場では，原材料，加工用の機械・器具，作業従事者，製造環境などに注意を払わなければならない。

　食中毒を防ぐためには，「食品に有害菌を付着させない」，「食品中で有害菌を増やさない」，「食品中の有害菌を殺す」という，食中毒予防の3原則の遵守が求められる。

　以下には，食中毒の防止を念頭におきながら，微生物による食品汚染を防ぐための具体的な手立てを示す。

1）洗　　浄

　食品を加工するに先立って，原材料の清浄化，加工用の機械・器具の清浄化，加工環境（とりわけ工場内の床や壁）の清浄化などを図らなければならない。それらの操作活動が洗浄である。

　原材料に付着している塵埃，微生物，寄生虫の卵などの異物は，水，洗浄液，加圧空気のいずれかによって除去する。畜肉や魚介の加工時には，水あるいは次亜塩素酸ナトリウム溶液で洗浄する。果実や野菜の場合は，水，洗浄剤，殺菌剤を使い，物理的な力を加えて洗浄する。洗浄剤は，食品添加物として許可されているショ糖脂肪酸エステルなどの界面活性剤に助剤を配合したもの，殺菌剤は次亜塩素酸ナトリウム溶液が使われる。

　加工用の機械・器具の洗浄では，加工機械を分解して洗浄するのではなく，**CIP洗浄システム**（cleaning in place system：定置洗浄）が導入されている。これは，パイプラインを水洗した後，洗浄剤液，強アルカリ液，殺菌剤液などで洗浄し，最後に温湯を流して洗浄剤などを除去する方法である。工場内の床や壁は，強力な界面活性剤や殺菌剤で洗浄して微生物を完全に除去した後，水を使

って仕上げ洗浄を行う。

　以上のように，洗浄操作は，先に示した食中毒予防の3原則のうちの「食品に有害菌を付着させない」および「食品中で有害菌を増やさない」に該当する極めて重要な工程である。食品を扱う際には，作業員に手洗い，手袋の着用，作業着の消毒などが義務づけられることが多い。これは，食中毒予防の3原則のうちの「食品に有害菌を付着させない」ことにつながる。

2）殺　　菌

　殺菌の目的は，病原菌や食品に悪影響を与える有害菌を殺して，有害菌の汚染拡大を防止することにある。この行為は，「食品中の有害菌を殺す」という食中毒予防の3原則の一つに当てはまる。

　本来は，食品や器具に付着しているすべての微生物を滅する行為を**滅菌**，目的に応じて有害微生物の数を問題のない程度に減らす行為を**殺菌**，感染症を予防すべく病原菌を死滅させる行為を**消毒**という。しかし通常は，三者の定義を区別することなく使われている。殺菌は，化学的手法，物理的手法，両者の併用法でなされる。

　①　**化学的手法**　　殺菌剤を使用して殺菌する方法である。食品に使用できる殺菌剤には，有機酸，アルコール，溶菌酵素，スパイスなどの天然物，用途を限定しての次亜塩素酸，亜硫酸ガス，残留しないことを条件としての過酸化水素などがある。

　②　**物理的手法**　　加熱により殺菌する熱殺菌法と熱を加えない冷殺菌法がある。食品を対象にした熱殺菌法は，100℃以上で加熱する高温殺菌法と100℃以下で加熱する低温殺菌法に分類できる。**高温殺菌法**の具体例として，魚介類・畜肉類・野菜類の缶詰における105〜115℃，30分以上の処理，レトルトパウチ食品のカレーにおける120℃，25分の処理などの例がある。これらの処理条件は，ボツリヌス菌など耐熱性菌の胞子を殺菌する目的で設定されている。**低温殺菌法**は，牛乳（62〜65℃，30分），果実飲料（85℃，10分），ビール（90℃，20分）などの殺菌に導入されている。これらの条件において，牛乳は牛型結核菌の殺菌が，果実飲料は酵母や乳酸菌の殺菌が，ビールは酵母の殺菌ならびに酵

素の不活性化がなされる。

冷殺菌法には，放射線，紫外線，マイクロ波，赤外線などの電磁波を照射する手法，フィルターによる除菌処理法などがある。

食品に照射する**放射線**にはγ線と電子線があり，食品の内部も照射できる。食品への照射効果が国際的にも広く認められているが，わが国では殺菌を目的とした食品への利用は許可されていない。発芽抑制を目的とした，ジャガイモへのγ線照射のみが認められている。

紫外線は日光消毒や殺菌灯として以前から利用されており，現在では強力な紫外線ランプが活用されている。殺菌力の強い波長254 nmの紫外線は，殺菌線と呼ばれる。γ線やエックス線に比べて透過力が小さいので，表面しか照射できないことから，照射距離を短くする，食品の重なりを避けるなどの工夫が必要である。

マイクロ波照射では，食品中の水が激しく振動して摩擦熱が生じるので，食品を殺菌できる。**赤外線照射**では，食品の表面が加熱され殺菌が可能となる。

フィルターを用いた除菌法として，ビールやブドウ糖果糖液糖などをミクロフィルターに通して除菌する方法がある。

③　**化学的手法と物理的手法の併用法**　　過酸化水素と加熱，過酸化水素やオゾンと紫外線などの組み合わせで殺菌する方法である。殺菌方法を併用して，効果の増大をねらったものである。

3）くん蒸処理

くん蒸処理とは，閉鎖系の空間を設け，その中にガス状にした薬剤を保持して有害生物を駆除する手法をいう。主な目的は，貯蔵穀類や食品に繁殖する害虫類を駆除することにあり，果実類，穀類，香辛料の殺菌などにも使われる。

輸入された果物は，植物検疫，次いで食品衛生法に沿った検査が行われ，市場に流通される。その際にも，食品衛生監視員により安全性が確認される。これらの監視体制は，果実類のみならず，穀類，切り花，野菜類，苗木，木材，球根などあらゆる植物に対して取られる。ある種の害虫や疾患が見つかった際には，輸入した者が，消毒，廃棄，積戻しなどを行うことになる。

消毒する場合にも，くん蒸処理により殺虫することがある。消毒剤にはリン化アルミニウム（リン化水素），臭化メチル，シアン化水素などがある。植物のくん蒸処理にあたっては，植物の代謝活動に差し障りのない程度の処理であり，期待されるだけの殺虫効果が認められ，人体に悪影響を及ぼすおそれのないことを確認しておかなければならない。そのため，くん蒸を行う時間や使用する薬の量が規定されている。

4．個別食品の貯蔵・流通技術

（1）乾燥品（穀類，豆類，種実類など）

米が消費者に届くまでには，生産者農家から農協や集荷業者に渡った後，卸・小売店を経て届けられるルートのほか，生産者農家から卸・小売店に渡って届けられるルート，生産者農家から直接届けられるルートなどがある。豆は，生産者農家から農協や集荷業者に渡った後，問屋を経てメーカーや袋詰業者に渡り，ここで製品化される。それらが小売業者，弁当・惣菜業者，外食業者で処理された後，消費者に届けられる。

このように，関連の収穫物は，瞬時に消費者に届くことはない。これらの作物は秋の限定された時期に収穫されることが多いが，消費者には四季を通して過不足なく供給されなければならない。したがって，これらの作物は収穫された後，必要に応じて貯蔵される。

1）貯蔵中の品質変化

米を常温で貯蔵すると，時間の経過とともに発芽能力や食味が低下し，古米化が避けられないため，貯蔵の工夫が行われる。生産地で行うもみ貯蔵では，虫や微生物による品質劣化を抑制できる。消費地でなされる玄米貯蔵では，容積重が縮小（もみ貯蔵の60％）されるうえに，ビタミンB_1含量の低下を抑制できる。もみ貯蔵と玄米貯蔵の間で，食味や化学成分の変化にほとんど差はみられない。

乾燥豆は保存性の高い食材なので，高湿度や高温下においたり，大幅な温度

変化を与えたり，直射日光にさらしたりしなければ品質劣化が避けられる。

2）低温貯蔵技術

穀物は，貯蔵中であっても絶えず呼吸しているので，養分を消費する。呼吸は，夏場の高温期（30〜35℃）に最大になる。一方，温度を下げ過ぎると貯蔵穀物の乾燥度が強くなり，5℃以下になると過度に乾燥してしまう。夏場の高温期に保存穀物を低温倉庫から出し入れすると，外気との温度差が大き過ぎて変質を早める危険性もある。

米は，「貯蔵温度13℃以下，相対湿度70％」という低温区では，常温区に比べて酵素活性，ビタミンB₁，炭水化物，脂質，たんぱく質などの減少割合が少なくなる。いわゆる**低温貯蔵**を行うことにより，鮮度を保持できるのである。この条件では，害虫（コクゾウムシ，メシノコクガなど）や微生物も発生しない。15℃前後は，収穫した多くの作物の呼吸作用を効率的に抑制しながら，害虫や病原菌の繁殖を抑えることのできる温度域である。

（2）イモ類（ジャガイモ，サツマイモ，サトイモ）

1）主な生産地域と栽培方法

① **ジャガイモ**　　北海道が最大の生産地で，夏の終わりから秋にかけて収穫される。九州の長崎では，冬に植え付けて春に出荷する。涼しい気候を好み，生育適温は15℃〜24℃である。25℃以上になると生理障害を起こし，30℃以上になるとイモが肥大しなくなる。ナス科の野菜なので，同じナス科のトマトやナス，ピーマンなどの連作を避ける。土壌がアルカリ性に傾くと病害が発生しやすくなるので，苦土石灰は控えめに施す。

② **サツマイモ**　　青果用，加工食品用，デンプン原料用，飼料用と多彩な目的で栽培されている。生産量は鹿児島県が最多で，全国の4割を占める。次いで，茨城県，千葉県，宮崎県が多い。鹿児島で広く栽培されるのは，水はけのよい火山灰を含んだ土地が広がっていること，地上に実を付けないので風害を受けにくい作物であることなどによる。養分が多いと蔓ボケするので，肥料は控え目に与える。やや酸性の土壌を好むので，苦土石灰は控えめに入れる。

水はけのよい場所を選ぶ。試し掘りで収穫の時期を判断し，天気のよい日にイモを掘りあげる。低温にあたるとイモが腐るので，霜が降りる前に収穫する。

　③　**サトイモ**　生産量は埼玉県，千葉県や宮崎県が多く，愛媛県，栃木県，鹿児島県と続く。九州では夏に，関東地方では秋から冬にかけて収穫される。北海道ではほとんど生産されていない。十分に暖かくなってから，丸くてふっくらとした大きい種芋を植え付ける。センチュウなどの被害が出やすくなるので，連作は避ける。根が深く伸びるので，植え付け前に深く耕す。乾燥時期は，朝や夕方に潅水を行う。収穫は，霜が降りる前に終わらせる。

2）キュアリング処理

サツマイモを長く貯蔵するために，サツマイモの傷口や表皮の下にコルク層を作らせる処理である。コルク層が形成されると病害抵抗性が増すので，地下穴式での貯蔵に比べて腐敗が減少し，よい苗がとれる。具体的に示すと，「湿度100％の下，30℃で約100時間加温処理した後，貯蔵適温（13℃）に保つ」ということになる。

（3）生鮮野菜，果実

1）生産と流通

青果物を収穫するにあたって留意すべき点を表10-4にまとめた。青果物は収穫後も呼吸を行うので，体内の栄養成分を消費する。よって，低温管理して呼吸や蒸散を抑えることが，品質の低下防止につながる。また，高温下では蒸散による結露が起こりやすく，細菌やカビが増殖して品質劣化を早めてしまいかねない。したがって，収穫後の青果物の保管・輸送ならびに貯蔵にあたっては，適切な温度管理が必要になる。青果物を貯蔵・輸送する際の注意点を表10-5にまとめた。

2）野菜の品質と規格

わが国では数多くの野菜が栽培されているが，生産量などを統計的に把握できているのは約100品目である。そのうちの14品目が**指定野菜**であり，これらは全国的に流通されていて，消費量が特に多い重要野菜である（表10-6）。次い

表10-4　青果物を収穫する際の留意点

（1）最適期に収穫する
収穫する時期は，食味と収穫後の日持ちを考慮しながら判断する。
（2）収穫時間帯を選ぶ
夏場の日中には収穫しない。高温ゆえに食味や日持ちが急落し商品性が下がる。気温の低い早朝帯を選んで収穫し，品温を低いままにして鮮度保持をはかる。
（3）収穫後はできるだけ早く冷やす
冷蔵庫や予冷施設を使って収穫の温度を速やかに下げて呼吸などを抑える。
（4）ていねいに取り扱う
押し傷，擦り傷，衝撃などが，エチレンの発生を促したり微生物による侵害を増やしたりする。エチレンは青果物の老化（黄色化，追熟促進など）を促進させる成分である。

（JA全農新潟　営農レポートNo.108　2008をもとに再掲）

表10-5　収穫後の青果物を貯蔵・輸送する際の注意点

（1）品質は呼吸・蒸散量に応じて低下することを知る。
（2）品質低下を防ぐために適切な温度で管理する。
（3）輸送中も適切な温度が保たれるように努める。
（4）呼吸・蒸散を抑制するには，低温管理が最も効果的である。とりわけ夏場のもので呼吸・蒸散量の大きな品目については，適切な低温管理と包装を行って品質を適正に保持する。

（注）呼吸量は，キノコ，カット野菜，芽野菜，花野菜が最大である。次いで葉菜類，未熟果菜類の順である。未熟果菜類の10℃での呼吸量を10～30（mgCO$_2$/kg）とすると，葉菜類は30～100，花野菜，芽野菜は100以上，キノコやカット野菜は200以上になる。10℃における果菜類の呼吸量は10～30（mgCO$_2$/kg）であり，20℃で約3倍，30℃で約9～10倍に上昇する。養分の消耗率も約10倍になる。

表10-6　指定野菜（14品目）

葉茎菜類	ねぎ，たまねぎ，はくさい，キャベツ，ほうれんそう，レタス
果菜類	きゅうり，なす，トマト，ピーマン
根菜類	だいこん，にんじん，さといも，ばれいしょ

（農林水産省　野菜生産出荷統計，地域特産野菜の生産状況）

で，35品目が**特定野菜**であり，地域農業振興上の重要性などから，指定野菜に準ずる重要野菜に位置づけられている（表10-7）。

表10-7　特定野菜（35品目）

葉茎菜類	こまつな，みつば，ちんげんさい，ふき，しゅんぎく，セルリー，アスパラガス，にら，カリフラワー，にんにく，ブロッコリー，わけぎ，らっきょう，みずな，みょうが
果菜類	かぼちゃ，さやいんげん，スイートコーン，そらまめ，えだまめ，さやえんどう，グリーンピース，にがうり，ししとうがらし，オクラ
根菜類	かぶ，ごぼう，れんこん，やまのいも，かんしょ
果実的野菜	いちご，メロン，すいか
その他野菜	生しいたけ，しょうが

（農林水産省　野菜生産出荷統計，地域特産野菜の生産状況）

3）野菜の貯蔵温度，ガス制御

① **野菜の貯蔵温度**　　野菜を新鮮に保つためには，温度と湿度の管理が重要である。また，野菜は老化を促すエチレンを生成するので，エチレン生成系を制御すれば，新鮮さを長持ちさせることができる。

　野菜に適した貯蔵条件と貯蔵可能期間を表10-8に示した。野菜の品質は一定してはいないので，本表の貯蔵限界は目安である。家庭で貯蔵する場合は，これよりも短くなる。フィルム包装は，貯蔵最適温度と組み合わせて行い，使用するフィルムは，厚さ30 μm程度のポリエチレン袋が使用しやすい。

② **ガス制御**

a．**CA貯蔵とMA包装**：青果物の呼吸を最小限にして，鮮度を保つ包装技術である。青果物は，収穫後の呼吸に伴い栄養分を消費するので鮮度が低下する。そのため，呼吸をいかにして抑えるかが，青果物鮮度保持のポイントになる。

　呼吸を低下させるには，保存する温度を下げ，青果物のまわりのガス組成を低酸素・高二酸化炭素状態にするのが効果的である。実際，リンゴは貯蔵倉庫ごと，人工的に低酸素・高二酸化炭素状態（酸素濃度3％・二酸化炭素濃度3％）を作り出し，低温下（0℃）に保つことで長期保存が可能となっている。このような貯蔵法がCA貯蔵である（p.186参照）。MA包装では，袋の中を低酸素・高二酸化炭素状態にする（p.186参照）。大規模な設備を必要とせず，流通途中でもこの状態を維持できる点に特徴がある。

表10-8　主な野菜の貯蔵条件と貯蔵可能期間

品目名	貯蔵最適温度(℃)	貯蔵最適湿度(%)	貯蔵限界(目安)	エチレン生成量	エチレン感受性	低温貯蔵とフィルム包装の組合せ
アスパラガス	2.5	95〜100	2〜3週	極少	中	有効
イチゴ	0	90〜95	7〜10日	少	低	有効
オオバ（青シソ）	8	100	2週		中	有効
オクラ	7〜10	90〜95	7〜10日	少	中	有効
カブ	0	98〜100	4月	極少	低	有効
カボチャ	12〜15	50〜70	2〜3月	少	中	不要
カリフラワー	0	95〜98	3〜4週	極少	高	データ無し
キャベツ（早生）	0	98〜100	3〜6週	極少	高	有効
キャベツ（秋冬）	0	98〜100	5〜6月	極少	高	有効
キュウリ	10〜12	85〜90	10〜14日	少	高	有効
サツマイモ	13〜15	85〜95	4〜7月	極少	低	有効
サトイモ	7〜10	85〜90	4月			穴あき袋
サヤインゲン	4〜7	95	7〜10日	少	中	有効
サヤエンドウ	0	90〜98	1〜2週	極少	中	データ無し
シュンギク	0	95〜100	14日	少	高	有効
ショウガ	13	65	6月	極少	低	有効
スイカ	10〜15	90	2〜3週	極少	高	不要
スイートコーン	0	95〜98	5〜8日	極少	低	有効
セルリー	0	98〜100	1〜2月	極少	中	有効
ダイコン	0〜1	95〜100	4月	極少	低	データ無し
タケノコ	0		30日			データ無し
タマネギ	0	65〜70	1〜8月	極少	低	不要
トマト（完熟）	8〜10	85〜90	1〜3週	多	低	データ無し
トマト（緑熟）	10〜13	90〜95	2〜5週	極少	高	データ無し
ナス	10〜12	90〜95	1〜2週	少	中	有効
ニラ	0	95〜100	1週	少	中	有効
ニンジン	0	98〜100	3〜6月	極少	高	有効
ニンニク	−1〜0	65〜70	6〜7月	極少	低	有効
ネギ	0〜2	95〜100	10日	少	高	有効
ハクサイ	0	95〜100	2〜3月	極少	中〜高	有効
バレイショ（未熟）	10〜15	90〜95	10〜14日	極少	中	穴あき袋
バレイショ（完熟）	4〜8	95〜98	5〜10月	極少	中	穴あき袋
パセリ	0	95〜100	1〜2月	極少	高	有効
ピーマン	7〜10	95〜98	2〜3週	少	低	有効
ブロッコリー	0	95〜100	10〜14日	極少	高	有効
ホウレンソウ	0	95〜100	10〜14日	極少	高	有効

メロン（ネットメロン）	2〜5	95	2〜3週	多	中	データ無し
メロン（その他）	7〜10	85〜95	3〜4週	中	高	データ無し
ヤマイモ（ナガイモ）	2〜5	70〜80	2〜7月	極少	低	有効
ヤマイモ（ダイジョ）	15〜16		6月			データ無し
レタス	0	98〜100	2〜3週	極少	高	有効
レンコン	0	98〜100	1.5月			有効

（農研機構ホームページ，2020年10月更新）

　b．1-MCP処理：エチレンは果実の成熟・老化を促進させるので，エチレンを断てば果実の鮮度保持が高まる。エチレンと類似の化学構造を有する1-MCP[*1]は，エチレン受容体に結合してエチレンの作用を抑制することにより果実の鮮度効果をもたらす。1-MCPはスマートフレッシュ（Smart Fresh）という商品名で，果物や野菜の鮮度保持剤として使用されている。

　＊1　1-MCP：1-methylcyclopropene（エチレン作用阻害剤）

4）呼吸量の変化

　果実は，幼果の時期に緑色をしているが，成熟するにしたがって固有の果色になる。成熟の段階によって，未熟，適熟，完熟，過熟に分けられ，食して最高においしいのが完熟した果実である。しかし，完熟した果実は日持ち性や輸送性が低下するので流通にのりにくく，なかなか消費者の口に届かない現状にある。

　成熟期後半に呼吸が大きく上昇する果実は，**クライマクテリック型果実**と呼ばれる。ほぼ同時期かその直前に，果実内にエチレンが発生するので成熟が促進される。一方，成熟期に急激な呼吸上昇が認められない果実は，**ノンクライマクテリック型果実**と呼ばれる。この果実は，親植物に付着しているときにしか成熟が進まないので，収穫すると糖や有機酸がそれ以上増えなくなる。よって，完熟前に収穫してしまうと食味に物足りなさが残る。

　エチレンガスはほとんどの植物で生成され，熟成の開始に重要な役割をもつ。エチレンは商業的にクライマクテリック型果実の追熟に用いることができるものの，果実が生成する天然のエチレンは貯蔵中のロスにつながることがある。例えば，エチレンは植物の緑色を退色させるので，葉物野菜を追熟途中の

果実と一緒に保管するとダメージを受けるおそれがある。また，エチレンは果実が傷ついたり腐敗し始めたりすると増加するので，輸送中に熟成が促進されてしまうことがある。

（4）食肉類の流通と保存

1）食肉の流通

　家畜や家禽が食肉になるまでには，それぞれの法律に従った処理や検査を行う必要があり，公衆衛生上および食品衛生上の安全性が保たれている。

　家畜は，食肉処理場，食肉センター等に設置されると畜場でと殺される。そこで頭部や四肢を切断し，剝皮，内臓を摘出，脊椎骨の中央で縦割りに2分割して半丸枝肉（はんまるえだにく）となる。さらに分割して除骨や不可食部分の除去を行い正肉（しょうにく）が得られる。そこから余分な脂肪等を取り除き整形されて部分肉ができ，最終的に小売用に整形したものが精肉である。この間，保健所の獣医師であると畜検査員による生体検査や解体前後の検査を受け，合格の検印を得た食肉のみが流通する。また，全国的に公平な価格形成と公正な取引ができるよう，食肉処理場や食肉市場では，一定の基準に基づいた枝肉や部分肉の格付けが行われる。

　鶏肉の場合も同様に，決められた食鳥処理場で脱羽，不可食部分の除去等が行われ，その間，獣医師の食鳥検査員が生体検査，脱羽後および内臓除去後の検査を実施し，合格したものが流通する。

　食肉センターや食肉市場から出荷された枝肉や部分肉は，直接または卸売業者を通して，食肉加工業者，量販店，外食産業や小売店に配送され，加工，調理，または包装などを経て消費者に届く。わが国でのBSE（牛海綿状脳症）発生を機に制定された牛トレーサビィティー法により，国内で飼養された牛には個体識別番号が付けられ，消費者は生産者や流通履歴をたどることが可能になっている。また，牛肉，豚肉では生産者情報公表JAS規格があり，給餌飼料や使用動物医薬品などの生産情報を得られる。このように，食肉についても消費者の安全・安心に配慮した動きが盛んになっている。

　食肉の消費量は，年間一人当たりにすると牛肉は6.5 kg，豚肉は約13 kg，鶏

肉は約14 kgである。このうち輸入は，おおよそ牛肉は60%，豚肉は50%，鶏肉は35%である（令和2年度食料需給表）。輸入鶏肉には鶏肉調製品といって，焼き鳥，から揚げなど，加工済みのものも含まれる。このように海外からの食肉は多いが，輸出国の生産量や価格等の条件に加え，牛ではBSE，豚では口蹄疫<ruby>こうていえき</ruby>，鶏では鳥インフルエンザの問題があり，限られた国からの輸入となっている。牛肉はオーストラリア，米国から，豚肉は米国，カナダから，鶏肉はブラジル，タイ，鶏肉調製品はタイ，中国から主に輸入している。輸入食肉には，冷蔵品（チルド）と冷凍品（フローズン）がある。チルドは，現地で解体，部分肉にした後，真空パックで−1〜1℃で保存・輸送されるもので，輸送中に熟成が進む。冷凍品は解体，部分肉にした後，急速冷凍したものである。その他，熟成後に急速冷凍したエージドビーフと呼ばれる牛肉も流通している。

2）食肉の保存

　食肉の品質を左右するものとしては，きめやしまりのほか，肉色，脂肪の色，風味，やわらかさなどがある。保存により特に変化するのは，肉色や風味である。鮮度が落ちると，牛肉では暗赤色からさらに暗くなり，豚肉では淡い灰色がかったピンク色から，灰色が強くなる。鶏肉は，ピンクがかった肌色からピンク色が退色し灰色が強くなる。いずれの肉でも，時間の経過とともに，やや黒みがかり，さらに青みを帯びる。このような変化は微生物による腐敗で，ついには黄色のネトといわれるものが発生し異臭がする。また，空気にさらされて脂肪の酸化も起こる。このような品質劣化を防ぐためには，流通過程ばかりでなく，家庭での保存においても，温度管理とラッピングが重要である。

　食肉の流通過程での管理温度は0〜2℃である。処理過程でも10℃を超えないよう注意が払われている。家庭では，5℃程度が普通であるが，ラッピングをしっかりして0〜2℃あるいは−2〜0℃のパーシャルフリージングが望ましい。通常，家庭用冷蔵庫での賞味期間は牛肉で3〜7日，豚肉で2〜4日程度である。鶏肉は購入2日以内の消費がよい。食肉の長期保存には冷凍がよいが，家庭用冷蔵庫のフリーザーは−10℃程度のことが多く，温度変化も大きいため緩慢凍結になりがちで，解凍時に肉汁（ドリップ）が多くなり，風味が損な

われる。短時間で凍結するよう小分けし，空気に触れないように密封して冷凍することが重要である。また，業務用のように−20℃以下の保存であれば1年以上鮮度が保たれるが，家庭用冷蔵庫では温度変化が大きいため著しく保存期間は短くなる。なお，冷凍肉は，低温でゆっくり解凍すると風味やうま味が損なわれない。

（5）　乳

1）品質保持のための殺菌方法と作用効果

　牛乳のおいしさには，香気成分，呈味成分の種類や含量と，乳脂肪，たんぱく質の含量などが関連している。そこで殺菌牛乳の風味には，乳牛の品種，個体差，飼料，季節，搾乳環境，搾乳後の保管状況，生乳の組成や乳質，均質化処理と殺菌方法，容器形態と保存温度，光，酸素等が影響を与える。LTLT（low temperature long time）牛乳，HTST（high temperature short time）牛乳は，コクが少なく，におい，後味にくせが残る。HTLT（high temperature long Time）牛乳は，甘味が濃く，後味が残るがおいしい。UHT（ultra high temperature）牛乳は甘味，ミルク感，コクが強いが，加熱臭がある。

　牛乳中のホエーたんぱく質は熱による変性を受けやすく，β-ラクトグロブリンは加熱の際にSH基（スルフヒドリル基）が露出し，加熱臭の主体となる含硫化合物を生成する。ホエーたんぱく質の変性率は，LTLT牛乳，HTST牛乳で10〜20％，UHT牛乳で70〜90％となる。一方カゼインはUHT殺菌でも変性することはない。牛乳中のビタミンAやB$_2$は，加熱処理による減少は少ない。

　牛乳の加熱による酸化を防止するために，牛乳中の溶存酸素を減らしてから加熱殺菌する方法が開発されている。また従来のプレート型熱交換機による間接加熱法に代わり，蒸気による直接加熱法や精密ろ過膜と加熱殺菌を組み合わせた方法で処理された牛乳も製造されている。直接加熱法は，熱履歴が小さく，加熱臭やミルク臭の生成が抑えられる。

2）保存温度と品質

　牛乳の保存は，乳等省令では，10℃以下で冷蔵すると規定されている。牛乳

販売店では，保冷ボックスシートや保冷剤で冷やし，10℃より低い状態で配達を行っている。一般に牛乳は製造日の翌日から7日目に賞味期限をつけている。ただし**ESL**（extended shelf life）**製法**（製造設備の洗浄性，機器殺菌性，紙パックの殺菌性を向上させ，クリーンルーム内で殺菌後冷却された牛乳を充填する）で作られた牛乳や常温保存可能品は，この限りではない。ESL製法で作られた牛乳の賞味期限は，製造日プラス14〜20日であり，常温保蔵加工品は約2か月である。LTLT牛乳やHTST牛乳は，有害菌は死滅しているが，耐熱性菌はその一部が残存しているので，保存温度が10℃を超えると保存期間は短くなってくる。また開封すると空気中の細菌が入るために，期限表示は無効となる。開封後，異味，異臭，塊などの品質異常が生じたものは飲食しないようにする。なお，乳やクリームを冷凍すると，乳脂肪が分離する。

3）包装容器

牛乳の包装容器別生産量をみると，87.2％が紙製容器であり，4.0％がガラス瓶，8.8％がその他である（令和元年牛乳乳製品統計）。紙製容器は，チルド流通容器と常温流通容器が用いられている。**チルド流通容器**は，基本的にPE（ポリエチレン）／紙／PEの構造でガスバリア性は低かったが，紙とポリエチレンの間にガスバリア層を設けて香気成分の吸着や栄養成分の酸化による分解を防止できるものも作られている。またこれら包剤は，ESL製法では，殺菌され，クリーンルーム内で使用されているのでチルド製品としての品質も高まっている。**常温流通容器**は，高いバリア性をもたせるために，PE／紙／PE／AL（アルミニウム）／PET／PEが基本構成であるが，アルミニウムの使用量を低減するために，アルミニウムをアルミ蒸着PETやシリカ蒸着PETに変えた容器も用いられている。これらの製品はバリア性が高く，遮光性も優れていて完璧な容器としてLL牛乳などに使用されている。ガラス瓶は，軽量化され，外層が樹脂コーティングされて耐久性を向上させたものも使用されている。殺菌された牛乳が，クリーンルーム内でガラス容器に充填され，ポリキャップ等で密封され，さらにシュリンクフィルム（熱で縮むプラスチックの包装資材）でおおわれたものは，高度に衛生的である。しかし，ガラス瓶は，光が透過するので紫外線に

よる牛乳中のビタミンB$_2$の破壊に注意しなければならない。

（6）　卵

1）鶏卵の種類と特徴

①　**鶏　卵**　　白玉は，卵殻の色が白い玉子で，最も消費量が多い。赤玉は，卵殻が子宮（卵殻腺部）で形成される際に，色素プロトポルフィリンが分泌されてできる。アローカナが産卵する青玉の色素は，オオシアンという胆汁色素である。赤玉も青玉も栄養成分的には白玉との差はない。

②　**特殊卵**　　消費者が求める付加価値を賦与した卵で，栄養成分強化卵や，栄養成分調整卵，有精卵，QC卵（クオリティーコントロール卵）などがある。

a. 栄養成分強化卵：ニワトリの飼料に，ビタミン（A，D，E，K，B$_1$，B$_2$，葉酸），ミネラル（ヨウ素，鉄，セレン），脂肪酸（α-リノレン酸（C$_{18:3}$），エイコサペンタエンサン酸（EPA，C$_{20:5}$），ドコサヘキサエン酸（DHA，C$_{22:6}$）），カロテノイド（ルテイン，ゼアキサンチン，β-カロテン，アスタキサンチン），イソフラボンなどを強化すると，これらの成分が卵黄中に移行し，鶏卵の栄養成分を強化することができる。

b. 栄養成分調整卵：ニワトリの飼料に，キチン，キトサンや納豆粉末を添加して与えたり，脱気水を与えたりすると，低コレステロールの鶏卵を作ることができる。

c. 有精卵：雌鶏と雄鶏を一緒に飼育すると，受精した場合有精卵となる。有精卵は，無精卵に比べ　胚盤の部分が少し大きくはっきりしているが，栄養成分的には無精卵とほとんど差がない。

d. QC卵：HACCP（ハサップ）方式を取り入れ，種鶏（しゅけい），孵化（ふか），育雛（いくすう），えさの各段階において微生物による汚染を排除して，衛生的に産卵され，流通している卵である。サルモネラ検査を実施し，安全性を確認している卵である。

2）その他の鳥卵

①　**ウズラ卵**　　日本ウズラの卵で，鶏卵に比べて小さく，卵重8〜10gである。卵殻は薄く黒褐色のまだら模様がある。卵殻膜が多少厚く殻が割りにく

いので，ゆで卵にすると殻をむきやすくなる。鶏卵よりも脂質，ビタミンA（レチノール），ビタミンB₁，B₂，B₆，葉酸などの含量が多少多い。ゆで卵にして利用されることが多い。

② **アヒル卵**　　卵用種のアヒル（カーキャンベル種）の卵で，鶏卵よりも大きく卵重60～90 gである。鶏卵より卵黄の割合が少し多く，脂質含量も多い。

③ **ウコッケイ卵**　　鶏卵よりもひとまわり小さく，卵重38～42 gである。鶏卵よりも脂質の含量が多い。

④ **ホロホロ鳥卵**　　卵重は40 g前後で，卵殻が厚く割れにくく，卵重に占める卵黄の割合が多い（約35％）卵である。不飽和脂肪酸の含量が多く，コレステロール含量は鶏卵より少なめである。

3）鶏卵の流通

養鶏場から集荷された鶏卵は，GPセンター（grading and packing center）に送られ，洗卵後，透光検査され，破卵や規格外卵が除かれる。次に，鶏卵は重量により6区分（LL，L，M，MS，S，SS）に分別後，6個あるいは10個ずつパック詰めされ，小売店やスーパー，問屋に出荷される。外食業務用や加工用の鶏卵はエッグトレーで段ボール箱に10 kgずつ箱詰めされて出荷される。

4）鶏卵の品質保持

殻付き卵の品質変化は，卵殻表層のクチクラの剥離，卵白のpHの上昇や粘性の低下，卵殻膜や卵黄膜の強度低下などから始まり，保存温度や期間により卵殻表面の付着細菌が内部に侵入し，最終的には内容成分が腐敗する。通常，卵の保存温度が高いほど品質の低下は早くなる。なお，卵を冷凍すると卵黄が弱くゲル化するが，貯蔵性がよくなり賞味可能である。

5）卵加工品の品質保持

マヨネーズは，日本農林規格（JAS）のドレッシング類に分類される半固体状のドレッシングで，成分は油脂65％以上，水分30％以下となっている。マヨネーズが室温でも腐敗しないのは，水相に酢酸や食塩が溶けていて，pHは4前後，殺菌効果ももつためである。マヨネーズや乳化タイプのドレッシングは，凍結すると乳化が壊れ油が分離する。またマヨネーズが長期間空気に触れた

り，日光や蛍光灯の光に当たると油脂の酸化が生じ，変色などが起こる。保管は直射日光や紫外線が当たらない涼しいところが適当である。マヨネーズは過度の振動により油が分離することがあるので，保管や輸送の際注意が必要である。また，冷凍するとほとんど完全に分離してしまう。

（7）水　産　品

1）流　　通

　生産者によって水揚げされた水産物は，出荷団体や集荷業者に持ち込まれ，卸売業者に販売委託される。産地市場内においてセリまたは入札によって仲卸業者に販売され，最終的に小売業者を通じ消費者の元に届く主要な経路がある。しかし，近年市場経由率は減少傾向にあり，市場外流通経路を経由する水産物が増加傾向を示している。このような背景には，水産物の主な購入先が，一般小売店から全国規模で展開する大型店による販売の増加，一部インターネット販売などに変化してきたこと，加工品や冷凍品などの流通が増加したこと等があげられる[2]。これらは近年，冷蔵・冷凍の技術や設備，低温輸送システムなどが発達し，鮮度低下の速い生鮮魚介類であっても長距離輸送や長期保存が可能となったことも大きな要因である。

　日本では古くから鮮度の高い魚介類を生で食べる習慣があり，鮮度が重要視されている。生きている魚は死後，図10－4に示すように硬直，解硬の過程を

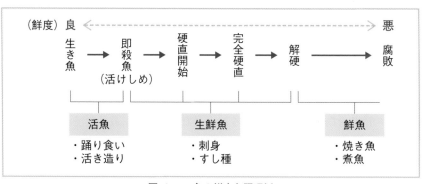

図10-4　魚の鮮度と調理例
（鴻巣章二監修　魚の科学　p.44　朝倉書店　1994を改変）

経て最終的には腐敗し食用とはならなくなる。生き魚を食べることを踊り食い，続いて活魚，鮮魚の中でも生食できる魚を生鮮魚，解硬が始まり生食は避け，加工調理する必要のある魚を鮮魚などと一般に使い分けている。

2）魚介類の保蔵方法と品質保持[3]

　生鮮食品である魚介類をそのまま常温で放置しておくと，本来の風味や味，栄養などが損なわれる。これら食品の品質変化の要因として，微生物による作用，魚介類自身の酵素による分解作用（**自己消化**），酸化などの化学作用，乾燥などの物理作用などがあげられる。本来生きている魚の筋肉は通常無菌である。しかし，魚体の表皮，エラ，消化管内には環境水に由来する微生物が存在するため，死後時間の経過とともに細菌が増殖し腐敗の原因の一つとなる。この細菌の増殖や自己消化酵素の作用を抑制する方法の一つが**低温貯蔵**である。魚介類に付着している微生物の多くは**低温細菌**と呼ばれる細菌で0℃付近でも生育可能である。したがって，10〜0℃付近の未凍結状態の冷蔵法は短期間の保存にとどめ，長期貯蔵は避ける。多くの細菌は−18℃以下にすると発育を抑制することはできるが完全に死滅してはいないので，解凍後に再び活動を開始する可能性がある。表10−9に水産物の凍結貯蔵温度と貯蔵期間を示す。

　魚介類を凍結する場合，多くの食品の最大氷結晶生成温度帯である−1〜−5℃をできるだけ早く通過させるために，急速冷凍を行い品質の低下を防止している。冷凍温度が低ければ品質保持期間は長くなるが，魚種により適正保管温度や期間は異なる。刺身用冷凍マグロなどは，−65℃以下まで下げると鮮赤色を保てるとされ，急速冷凍した後，超低温冷凍庫で保管される。一方，白身魚やエビ・カニ類は水分含量が多く，組織も脆弱であるため冷凍耐性が弱い。また，冷凍品を長く貯蔵すると食品表面から氷が昇華して失われ，表面部分が乾燥して，品質の劣化が急速に進むことがある。そこで乾燥および脂質などの食品成分の酸化を防ぐために魚介類を冷凍した後，冷水に数秒間浸漬するグレーズ（氷の皮膜）処理をして食品全体の表面を固めて保護する方法が施されている。表10−10に冷凍食品の包装材基準を示す[4]。

表10-9　水産物の凍結貯蔵温度と貯蔵期間

品　目	保管温度 (℃)	保管期間 (月)	品　目	保管温度 (℃)	保管期間 (月)
マイワシ	−18 −23	6 12	マグロ カジキ（生食用）	−30 −40	3〜6 6
マサバ	−18 −23	6 8	スルメイカ	−18	12
サンマ	−18 −23	6 12	タコ	−20 −25	6 12
ニシン	−18〜−20	4〜6	サケ・マス	−18 −23	5〜8 10
マダラ	−18 −20 −23	4〜6 8〜9 9〜10	タイ	−18 −25	3〜5 12
カレイ	−18	7〜12	すり身（スケトウダラ）	−23〜−25	6〜12
マアジ	−18	12	イクラ・スジコ タラコ（塩蔵）	−18〜−22	6〜12
シシャモ	−18〜−20	4〜6	エビ・カニ	−18 −25	6〜12 12〜25
カツオ（生食用） （加工用）	−30 −40 −20以下	6 6 −	カキ・ホタテ	−18 −23	5〜9 9

（小泉千秋・大島敏明編　水産食品の加工と貯蔵　p.76　恒星社厚生閣　2005）

表10-10　冷凍食品の包装材基準

品　目	包　装　材　等
生食用 冷凍鮮魚介類	清潔で衛生的な合成樹脂，アルミニウム箔または耐水性の加工紙で包装して保存しなければならない。
冷凍 魚肉ねり製品 （冷凍ゆでダコ）	清潔で衛生的にケーシングをするか，清潔で衛生的な有蓋の容器に収めるか，または清潔な合成樹脂フィルム，合成樹脂加工紙，硫酸紙もしくはパラフィン紙で包装して運搬しなければならない。
生食用 冷凍カキ	清潔で衛生的な合成樹脂，アルミニウム箔または耐水性の加工紙で包装して保存しなければならない。

（厚生労働省　食品，添加物等の規格基準）

3）家庭での保蔵[5]

　一般家庭で購入した市販の魚介類は調理するまでは冷蔵保存し，なるべく早く調理することが基本である。しかし，冷蔵保存が必要な場合は新鮮なものや近海物，干物，加工品などは短期間保存する。家庭用冷凍冷蔵庫は機種にもよるが，野菜室（8〜3℃），冷蔵室（6〜3℃），チルド室（2〜0℃），冷凍室（−18〜−20℃），急速冷凍室など温度帯により区切られ，それぞれの食品に適し

た保存が工夫されてきている。しかし，家庭で使用する場合，自動霜取り装置やドアの開閉による温度上昇があり，長期間の貯蔵には向かない。店頭で並べる前に解凍された魚介類を家庭で冷凍すると再凍結となり，味や栄養成分が低下するので避けたほうがよい。冷凍する際は魚種に応じた下処理を施した後，脂質の酸化や乾燥を防ぐためにラップ類に包み，アルミトレーの上で急速冷凍した後，有蓋容器やポリ袋等に入れ密閉して−18℃以下で保存する。例えばアジやサバ，タイなどの生鮮魚の場合は，頭やエラ，内臓，ウロコを除き，水気をふき取り1尾ずつラップ類に包み保存する。処理した魚，切り身，干物等も1枚ずつ，マグロなど刺身用を柵で購入した場合も柵のままラップに包み保存する。イカは内臓，目等を除き，水気をふき取りラップに包み保存する。アサリやハマグリ等は砂抜きしてから冷凍し，使用する時は解凍せずに調理するといった工夫が必要である。購入した際の魚介類の鮮度や冷蔵・冷凍庫の温度状況や保存状態により保存期間は異なる。魚介類を刺身用等として生食する場合は冷蔵で1日，調理して利用するのであれば，一般の魚介類は冷蔵で2日程度，タイはそれより1〜2日長く保存できる。冷凍の場合，干物，魚卵製品等は20日程度，赤身魚やアサリ等は1か月，赤身魚の酢漬けや味噌漬けなどで1か月半，イカは2か月程度が目安とされるが，長期貯蔵は避けるべきである。また，白身魚やイワシ，ウニ，水産練り製品等は冷凍には向かない。

　魚介類を解凍する場合，生食用，加熱用いずれの場合も，ドリップの流出を防ぐために，表面はやわらかくシンがまだ凍っている程度の半解凍状態にする。その後はできるだけ速やかに調理する。解凍方法には以下の方法がある。

　①　**低温解凍**　　包装のまま冷蔵室内でゆっくり解凍する。ただし，刺身用のマグロは変色防止のために包装から取り出す。

　②　**自然解凍**　　包装のまま室内の涼しいところで自然に解凍する。

　③　**流水解凍**　　急ぐ場合は，包装のままポリ袋に入れ，中の空気を抜いて水が入らないように口をしっかり閉じ，水道水などにつける。

　④　**電子レンジ使用の場合**　　解凍に必要な時間を一度にかけるのではなく，数回に分けて（いったん止めた後20〜30秒置いて余熱を利用），様子を見なが

ら半解凍で止めるようにする。また，解凍した食品のベタつきを防ぐには皿と食品の間に割り箸などを入れ，わずかな隙間を作るなど工夫するとよい。

一度解凍した食品を再び凍結するようなことは，味や栄養成分の低下だけでなく，細菌の増殖にもつながる危険性があるので避けなければならない。

(8) 油　　脂

1) 食用油の保蔵

油の容器は，材質により光の透過度，空気の通気性が異なる。そこで開封せずに通常の状態で放置した油の賞味期限は，①缶，着色ガラス瓶，紙容器で約2年，②透明ガラス瓶で約半年，③プラスチック容器で約1年である。なおゴマ油は抗酸化成分が含まれているため，通常の油に比べて賞味期限が約半年長くなる。また開封前は，直射日光を避け，常温，暗所に保存する。開封後は，時間が経つにつれ油の酸化が進み，風味が低下するため，なるべく空気に触れないように，開封前と同様にキャップをしっかり閉め，直射日光を避けて，低温，暗所に保存する。油は開封後，1〜2か月のうちに使い切るのがよい。

2) 油の使用法と使用後の油の保蔵

油を上手に使用する際には，揚げ鍋は，厚めで口径の小さい深いものがよい。口径の小さいものほど油の傷みが少ない。揚げ油の使用量は，必要最低限にし，早めに使い切る。また揚げ油の温度は上げすぎないようにして油の傷みを防止する。揚げ物はタネを一度に入れすぎないようにする。タネが多すぎると油の温度が低下し，カラッと揚げることができない。揚げ物は，①野菜の揚げ物，②肉や魚の天ぷら，フライ，③唐揚げの順で使うと油の汚れが少ない。油での炒め物は強火で，手早く行うと味もよく，ビタミンの破壊も少ない。使用後の油は，油こし器にクッキングペーパー等をひいてこす。冷えたら口の小さい容器に移し，涼しく暗い場所に置き保存する。なお油こし器は，ステンレスかアルミ製のさびないものを使用する。

3) マーガリン・ショートニングの保蔵

マーガリンは，硬化油に植物油脂，食塩水，乳化剤などを加えて乳化させ，

練り合わせたもので油脂含有率80%以上のものである。保存方法が悪いと油脂の酸化や酸敗が起こり，油臭くなる。またカビが発生すると特異臭を生じる。そこで長時間食卓に放置したり，強い光さらすと品質が低下しやすい。使用後はただちに冷蔵庫に入れて保存する。

　ショートニングも直射日光や高温多湿を避け，冷蔵して保存する。

（9）調理済み食品

　調理済み食品とは，何も手を加えることなく，そのままの状態で食べることができる惣菜・弁当，冷凍食品，レトルト食品や缶詰などのことを指す。利用者による揚げる，焼くなど加熱調理が必要な食品，すなわち半調理加工食品を含めた総称として用いることもある。調理済み食品は，共働き家庭の一般化や中高年を主体とした単身者の増加，高齢化率の上昇によって利用度が増し，さらに食品加工技術の進歩によって，種類が多様化している。

1）調理済み食品

　①　**チルド食品**　　明確な法的規制はなく，食品によって異なるが，通常−5〜10℃で流通する食品を指す。チルド温度帯（−5〜5℃）では，凍結による組織破壊やたんぱく質の変性等が抑制され，病原微生物の増殖が阻害される。肉や魚などの生鮮食品，牛乳・乳製品，果汁飲料や惣菜等に広く用いられる。チルド惣菜では，冷蔵輸送，冷蔵保存設備の普及と包装後の加熱殺菌技術の進歩等によって，保存期間の延長（ロングライフ化）が進んでいる。

　②　**レトルト食品**　　レトルト食品は，食品を耐熱性の包装材に密封し，大気圧（$1 \, \mathrm{kg/cm^2}$）以上の圧力を加えて加熱殺菌できる加圧殺菌釜"レトルト"中で加熱殺菌したものである。容器はパウチ以外にも成型容器なども用いられる。レトルトパウチ食品の包装材のほとんどはラミネートフィルムであり，外層がポリエステルまたはナイロン，内層にはポリプロピレンが多く用いられる。外層と内層の間にアルミ箔が入ると，不透明になり電子レンジ加熱ができなくなるが，酸素透過性がないため，透明な容器を用いた場合の賞味期限が1〜6か月であるのに対して，1〜2年と長くなり，缶詰とほぼ同等となる。

③　**真空調理食品**　　食材と調味液を真空包装し，低温（中心温度58〜95℃，通常70℃以下）で加熱調理したものである。調理後，急速に，中心温度を3℃以下に冷却し，冷蔵または冷凍保存し，提供時に再加熱（中心温度75℃1分以上）する。真空にすることによって，調味料が浸透しやすく，やわらかくジューシーである。風味や栄養素の損失も少ない。

2）**弁当，惣菜，調理パンの保蔵と取扱い上の注意**

①　**保蔵技術**　　弁当，惣菜，調理パン[*2]には，未加熱の食品が含まれ，加熱済みであっても殺菌が十分な条件ではないため一部の芽胞は死滅せずに残存する。そこで，食品の劣化を引き起こさず，食品中の腐敗細菌や病原菌の増殖を抑制しうる処理を複数組み合わせることによって総合的に保存性を上げる。これを**ハードルテクノロジー**（ハードル効果）という。その処理には「加熱」と「低温保存」のほか，「pH」「水分活性」「酸化還元電位」「静菌剤」等がある。想定されうる微生物に有効な処理を組み合わせて保存効果を上げる。

[*2]　調理パン：食品衛生法では弁当の範疇。許可営業は飲食店営業に入る。

②　**流通上（流通・販売段階）での衛生管理**　　製造後の輸送と販売時には，主に病原微生物・腐敗微生物の付着と増殖，微生物の作用によるヒスタミンの産生，品質劣化，容器の破損，臭気が危害要因となりうる。したがって，施設・配送車・従事者の衛生管理，食品の温度管理と期限管理，洗浄剤・消毒剤等の薬剤の管理，輸送時・販売時の食品の取扱いに注意を要する。また，法的規制がない食品でもガイドラインに従ってトレーサビリティの実現に努める。特に米飯を用いた弁当その他の調理食品に対しては，製造後の保管・出荷から小売販売店などで販売されるまで適温（16〜22℃）での管理が求められる。

③　**家庭での保蔵**　　調理済み食品の購入時には，包装やパッケージが破損しているものは避け，信頼のおける業者から購入する。食品を室温で保存すると微生物が急速に増殖する可能性があるため，室温に放置せず，速やかに品物に記載のとおりの条件で保存する。原則，温かいものは65℃以上，冷たいものは10℃（できれば5℃）以下に保つ。特に保存期間の短い弁当や調理パンなど

は，期限表示に注意する。開封後は，期限表示にかかわらず速やかに消費する。

(10) し好飲料

し好飲料は，栄養を摂るためよりも，特有な色，味や心地よい芳香，爽快感や刺激を味わうための食品である。アルコール飲料と非アルコール飲料に大別される。非アルコール飲料には，茶，コーヒー・ココア，清涼飲料等がある。

1）茶の種類，茶の流通形態と保存技術

茶は，製造法により，不発酵茶（緑茶），半発酵茶（ウーロン茶），発酵茶（紅茶）に大別される。図10－5に茶の流通経路を示す。茶は，通常，酸化防止のために窒素ガスを充填した茶袋に入れて商品とされる。賞味期限は，開封前は6か月であるが，冷凍保存すれば約1年である。

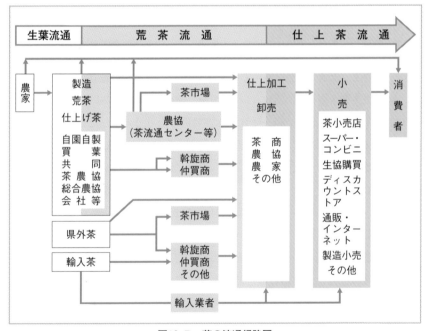

図10-5　茶の流通経路図

（全国茶生産団体連合会・全国茶主産府県農協連連絡協議会ホームページ）

2）コーヒーの種類と流通形態

　「コーヒー豆」とは「豆」ではなく，アカネ科
の植物「コーヒーノキの種子」（核の皮を除去し
た種子）である。サクランボに似た実の種子（図
10－6）のためコーヒーチェリーと呼ばれる。
産地は熱帯で，品種により特徴がある。日本で
の産出はごくわずかで，ほぼ輸入品になる。飲
用目的で栽培され流通しているのはアラビカ
種，ロブスタ種（カネフォラ種）の2品種であ

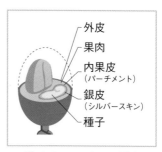

図10-6　コーヒーの種子

る。味わいの特長からアラビカ種はストレートでの飲用に適しており，カネフ
ォラ種はストレートコーヒーとして味わう機会は稀で，ブレンドやアイスコー
ヒー等に多く用いる。コーヒー豆の簡単な流通経路を図10－7に示す。

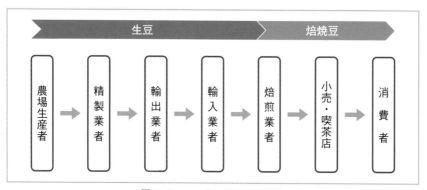

図10-7　コーヒー豆の流通経路

3）コーヒーの保存方法

　コーヒーを劣化させる要因は，温度，湿度，酸素，光である。そのため，粉
の場合は冷凍保存，豆の場合は1週間ぐらいで飲みきるなら常温保存，それ以
上なら冷凍保存がよい。コーヒーは，湿気やにおいを吸収するので，できるだ
け密閉容器を利用する。

（11）酒　　類

酒の保存方法は，蒸留酒（焼酎等）・醸造酒（清酒・ビール・果実酒等）など酒の種類により異なるが，一般的に酒が劣化しないように，光，温度，空気に注意する必要がある。

1）ワインの保存管理

ワインの保存・熟成に最適な条件は，温度10〜15℃，湿度80％以上，できるだけ無振動，できる限り暗く，すなわち暗くじめじめした肌寒い場所である。ワイン収納用の温度を一定にする機能と，加湿機能がついたワインセラーや，クーラーのついているワインクーラーなどを利用する。コルクを湿らせるため寝かせて貯蔵する。

2）ビールの保存管理

ビールの保存は，直射日光に当てず，涼しいところで保存し，取り扱いは丁寧にする。日光に当てるとホップが化学変化を起こし，日光臭と呼ばれ，動物的なにおいが発生する。温度は12℃前後の保管が望ましく，25℃を過ぎると酸化が始まり，酸化臭と呼ばれる段ボールのようなにおいが発生する。

3）清酒の保存管理

清酒（日本酒）の保存は，温度や光（紫外線）の影響を受けると，色や香味が変化するので，光の当たらない15℃前後のところで保管する。日本酒は，醸造後半年から1年間貯蔵・熟成させ，飲み頃の時期に瓶詰にして出荷される。本醸造酒は常温保存でもよいが，吟醸酒・純米酒・生貯蔵酒および生酒は冷蔵保管が望ましい。着色や瓶香の防止のために，紫外線を透過しにくい褐色の瓶やエメラルドグリーンの瓶が使われている。

4）ウイスキーの保存管理

ウイスキーは未開封の場合，賞味期限はないものと考えて大丈夫であるが，保管するときは注意をしたほうが，長くおいしく飲むことができる。開封後比較的長期間保存する必要があるなら，パラフィルムをボトルの栓の周りに巻き付けて密封するとよい。

5）焼酎の保存管理

焼酎の保存は，光が当たらず，暗く，温度変化のない場所がよい。

6）リキュールの保存管理

リキュールの保存では，ベリー系リキュール（クレーム・ド・カシス等）は，製造上加熱していないので，常温保存すると酸化し，退色する。ワイン系リキュール（ベルモット等）も酸化するので冷蔵する。クリーム系リキュール（ベイリーズ・アイリッシュクリーム等），卵黄系（アドボカート等）は，腐敗するので冷蔵する。

文　献

1）河野澄夫　食品の非破壊計測ハンドブック　pp.16〜18　サイエンスフォーラム　2003
2）多屋勝雄編　水産物流と魚の安全性　pp.44〜45　成山堂　2001
3）小泉千秋・大島敏明編　水産食品の加工と貯蔵　pp.67〜72　恒星社厚生閣　2005
4）食品別の規格基準について　厚生労働省ホームページ
5）脇坂真吏監修　食材目利き手帖　pp.136〜137　辰巳出版　2010

主要参考文献

・文部科学省科学技術・学術審議会資源調査分科会　日本食品標準成分表2020年版（八訂）　2020

〔第2章〕
・菅原龍幸監修　Nブックス新版食品学Ⅱ　建帛社　2016
・有田政信編著　レクチャー食品学各論〔第2版〕　建帛社　2002
・髙野克己編著　食べ物と健康Ⅱ　改訂食品学各論　樹村房　2008
・宮尾茂雄・北尾悟編著　Nブックス四訂食品加工学　建帛社　2019
・黒川守浩編著　レクチャー食品加工学　建帛社　2005
・小原哲二郎・細谷憲政監修　簡明食辞林　樹村房　1997
・農山漁村文化協会編　地域食材大百科第1巻　農山漁村文化協会　2011
・日本調理科学会編　新版総合調理科学事典　光生館　2006
・杉田浩一・平宏和・田島眞ほか編　日本食品大事典第3版　医歯薬出版　2013

〔第4章〕
・菅原龍幸監修　Nブックス新版食品学Ⅰ〔第2版〕　建帛社　2016
・野菜・果物の健康維持機能に関する研究動向　野菜等健康食生活協議会ホームページ
・平井俊次・山崎喜美江　ガスクロマトグラフィーによる甘柿，渋柿の糖組成の研究　食科工誌　31：24〜30（1984）

〔第10章〕
・日本いも類研究会　さつまいもMiNi白書Ver.3.0　2008
・前川寛之　イモ類の貯蔵　奈良県農業技術センターホームページ　2004
・生鮮食品のかしこい選びかた　農林水産省ホームページ　2006
・櫻井芳人監修　新・櫻井総合食品事典　同文書院　2012

索　引

■**責任編集**

青　柳　康　夫　女子栄養大学名誉教授・農学博士
—————————————————————————————————（第7章）

林　　　徹　聖徳大学名誉教授
　　　　　　（一社）日本パン技術研究所理事長・農学博士
—————————————————————————（第1章1・2・3，第10章2）

■**執筆者**（執筆順）

林　　　清　東洋大学食環境科学部教授・農学博士
—————————————————————————————————（第1章4）

松　本　憲　一　大妻女子大学短期大学部名誉教授・農学博士
—————————————————————————————————（第2章1）

笠　岡　誠　一　文教大学健康栄養学部教授・博士（農学）
—————————————————————————————（第2章2，第3章）

春　日　敦　子　元女子栄養大学短期大学部教授・博士（栄養学）
—————————————————————————（第4章1・3，第10章1）

眞　鍋　　久　会津大学短期大学部名誉教授・農学博士
————————————————（第4章2，第10章3・4（1）（2）（3））

小　櫛　満里子　元相模女子大学栄養科学部准教授・博士（水産学）
—————————————————————————（第5章，第10章4（7））

栗　﨑　純　一　元十文字学園女子大学大学院教授・農学博士
—————————————————————————（第6章1，第10章4（4））

筒　井　知　己　東京聖栄大学健康栄養学部教授・農学博士
——————————————————（第6章2・3，第10章4（5）（6）（8））

藤　原　しのぶ　女子栄養大学短期大学部准教授・博士（栄養学）
—————————————————————————————————（第8章）

佐々木　弘　子　聖徳大学人間栄養学部教授・博士（栄養学）
————————————————————（第9章，第10章4（10）（11））

真　部　真里子　同志社女子大学生活科学部教授・学術博士
—————————————————————————————（第10章4（9））

■編　者

公益社団法人　日本フードスペシャリスト協会

〔事務局〕

〒170-0004　東京都豊島区北大塚2丁目20番4号
　　　　　　橋義ビル4階403号室
　　　　TEL　03-3940-3388
　　　　FAX　03-3940-3389

食 物 学 Ⅱ 〔第2版〕
　─食品材料と加工，貯蔵・流通技術─

2017年（平成29年）9月15日　初版発行～第2刷
2022年（令和4年）7月20日　第2版発行

　　　編　　者　(公社)日本フード
　　　　　　　　スペシャリスト協会
　　　発 行 者　筑　紫　和　男
　　　発 行 所　株式会社 建 帛 社
　　　　　　　　　　　　KENPAKUSHA

112-0011　東京都文京区千石4丁目2番15号
　　　　TEL　（03）3944-2611
　　　　FAX　（03）3946-4377
　　　　https://www.kenpakusha.co.jp/

ISBN　978-4-7679-0733-8　C3077　　　　　壮光舎印刷／常川製本
Ⓒ日本フードスペシャリスト協会，青柳，林ほか，2017，2022.
（定価はカバーに表示してあります）　　　　　　　Printed in Japan